1 腎臓の構造と働き

腎臓の構造と働き

2 慢性腎臓病（CKD）

腎不全／透析導入の原疾患／腎炎／腎硬化症

3 腎不全の治療と日常生活援助

血液透析／在宅血液透析／腹膜透析／腎移植／薬物療法／食事療法／運動療法

4 症状とその対処法

意識障害／筋痙攣／悪心・嘔吐／呼吸困難／痛み／浮腫／かゆみ／血圧下降・上昇

5 検査

尿検査／血液検査／X線検査／エコー検査／CT・MRI検査

6 ブラッドアクセス

ブラッドアクセストラブル／シャント造影検査

7 透析による合併症

循環器系／消化器系／泌尿器系／カルシウム・リン代謝異常／透析アミロイドーシス／CAPDの合併症／高カリウム血症，低カリウム血症／レストレスレッグス症候群／貧血

8 安全管理

感染対策／事故防止・対策／災害対策

9 患者指導

腎不全保存期患者への指導／透析導入期患者への指導／透析維持期患者への指導／高齢透析患者への指導／糖尿病性腎症患者への指導／在宅透析患者への指導／透析患者の心理と対応

付録

透析機器の基礎知識／透析と社会保障／略語・英語一覧

Pocket Navi

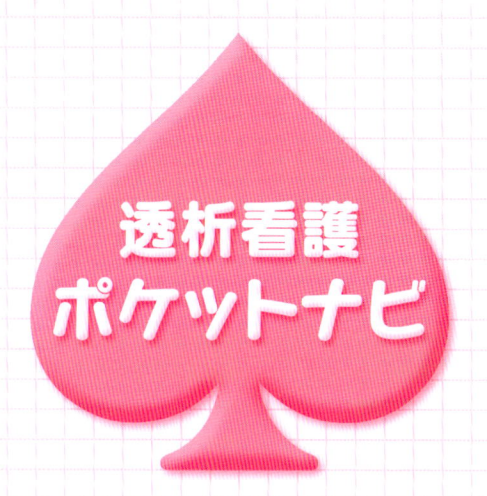

透析看護
ポケットナビ

中山書店

■監修

岡山ミサ子　(新生会第一病院看護部長)
太田圭洋　　(医療法人新生会理事長)

■編集

宮下美子　　(新生会第一病院看護師長)
小川洋史　　(新生会第一病院院長)

■執筆者

■医師

■医療法人新生会

●新生会第一病院
江崎正和／川合正行／漸井美穂／長屋　敬

●十全クリニック
菊地里花／杉原英男

■医療法人名古屋記念財団

●名古屋記念病院
榊原雅子／坂本いずみ

●金山クリニック
伊與田辰一郎／川端研治／木村友佳理／九鬼貴美

●鳴海クリニック
伊藤勝基／平松定彦／横山逸男

●東海クリニック
齊藤和洋／佐藤晴男

●東海知多クリニック
中山　信

■看護師

■医療法人新生会

●新生会第一病院
門嶋洋子／佐久間恵巳／佐々木しのぶ／澤村美海／題佛真覚実／田中沙織／久田睦子／牧島奈美／牧野範子／松田はるみ／三輪八千代／村瀬智恵美

●十全クリニック
緒方幸代／片村幸代／立松宣子

■医療法人名古屋記念財団

●名古屋記念病院
池田優紀子／倉田京子／坂本美保

●金山クリニック
伊井たか子／江崎眞知子／久保田万知子／澤田久代／平ামి由美子／藤澤京子／吉田佳代

●鳴海クリニック
大友正子／神谷明美／木下貴世／服部未香／福冨和子

●東海クリニック
内田佐喜子／中尾幸子／中谷洋子／宮田江利子

●東海知多クリニック
横内雄子

薬剤の使用に際しては，添付文書を参照のうえ，十分に配慮してご使用下さいますようお願いいたします．

監修のことば

　透析患者数は年々増加を続けている．2008年末には28万人を超え，いまだ毎年1万人弱増え続けている．それに合わせてコンソール（透析装置）の数も増加しているが，問題なのは透析医療を提供するスタッフの数である．機械は，お金さえかければ数を揃えることはできる．しかし，透析医療を支える透析スタッフはそんなわけにはいかない．透析患者数が毎年1万人増えるということは，それを支える2,000人近いスタッフを，毎年増やしていかなければ，日本の透析医療はどんどん手薄になってしまうことになる．そのためには，看護師・臨床工学技士に，透析医療に興味をもっていただき，新たに加わっていただく必要がある．そして彼（彼女）らに透析医療をわかりやすく教育し，高齢化により一段と重篤な合併症をかかえる患者の治療を支えてもらわなければならない．

　実際には透析患者の増加に対応して，必要なスタッフ数が確保できているかといえばそうではない．毎年発表されるＪＳＤＴ（日本透析医学会）の統計調査をみても，少しずつ対患者のスタッフ数は減少しつつある．となれば，我々は，スタッフの能力を高め，教育効率を高め，より質の高い透析ケアを効率的に行うことができる体制の整備に努力しなければならない．

　この『透析看護ポケットナビ』は，透析看護に必要な知識全般や日々の実践のなかでの重要なポイントを，ひと目でわかるように工夫しながらまとめている．「ココがポイント！」や「やってはダメ！」などは，医師から一番透析スタッフに知っておいてほしいことをまとめた．通読して勉強するときにも，困ったときに辞書のように参考にするときにも，理解しやすいように整理されている．

　本書を有効に活用いただいて，各透析現場でのスタッフの能力を高め，みなさんで日本の透析医療を支えていただければ幸いである．

2009年10月

　　　　　　　　　　　　　　　医療法人新生会　理事長　太田圭洋

序　文

　本書の医学的な領域は，医療法人新生会，医療法人名古屋記念財団の臨床の第一線で活躍している腎臓内科医，透析医で執筆しました．医師たちは「看護師にこれだけは知っておいてほしい」という視点からわかりやすく表現し，画像や図，表，イラストを盛り込むなどの工夫をしています．

　看護の領域は，透析患者のケアに従事する中堅・ベテランの看護師で執筆しました．検査・治療・合併症の看護ケアのポイントや症状のアルゴリズム，安全管理，患者指導などを取り上げ，看護実践の経験知をふんだんに盛り込んでいます．

　多くの医師・看護師で透析看護の本を作り上げるのは初めての経験でした．それぞれが「こだわっているところが違う！」「さすがプロフェショナル集団！」と感心する場面もありました．それも日々の臨床で患者と真剣に向き合う医師と看護師だからこそ実践に役立つ内容に仕上がっていると思います．

　多くの病院では「看護基準・手順」を整備して，看護のレベルの統一，看護の質の維持・向上を目指し，現場で活用しています．本書を「透析看護の基準」としても活用することができます．看護基準・手順は大きなファイルに入っていることが多く，うまく活用できていないのが現況です．ところが，本書は要点をポケットサイズにまとめてあるため，日々の臨床現場でいつでも使えて，看護ケアに活かせるすぐれものです．透析室の看護師はもちろんのこと，病棟や外来で透析患者のケアに関わる看護師は，ぜひ本書を読んでケアに活用していただけたら幸いです．

　本書が臨床現場の看護師に読まれ，よりよいケア・支援をすることにつながり，腎不全・透析患者さんがその人らしい生活を送る一助になることを願います．

2009年10月

　　　　　　　　　　　新生会第一病院　看護部長　岡山ミサ子

CONTENTS

執筆者一覧……………………………………………………… ii
監修のことば…………………………………………………… iii
序文……………………………………………………………… iv

1. 腎臓の構造と働き
- 腎臓の構造と働き…………………………………………… 2

2. 慢性腎臓病（CKD）
- 腎不全………………………………………………………… 6
- 透析導入の原疾患の分類………………………………… 10
- 糖尿病性腎症……………………………………………… 12
- 慢性糸球体腎炎…………………………………………… 18
- 腎硬化症…………………………………………………… 22

3. 腎不全の治療と日常生活援助
- 血液透析（HD）…………………………………………… 28
- 在宅血液透析（HHD）…………………………………… 35
- 腹膜透析（CAPD）……………………………………… 39
- 腎移植……………………………………………………… 43
- 薬物療法…………………………………………………… 45
- 食事療法…………………………………………………… 50
- 運動療法…………………………………………………… 54

4. 症状とその対処法

- 意識障害 ……………………………………………… 60
- 筋痙攣 …………………………………………………… 64
- 悪心・嘔吐 …………………………………………… 67
- 呼吸困難 ……………………………………………… 70
- 痛み ……………………………………………………… 72
- 浮腫 ……………………………………………………… 76
- かゆみ …………………………………………………… 78
- 血圧下降・上昇 ……………………………………… 82

5. 検査

- 尿検査 …………………………………………………… 88
- 血液検査 ……………………………………………… 92
- X線検査（胸部X線，全身骨X線）……………… 97
- エコー検査（超音波検査）…………………………… 101
- CT・MRI検査 ………………………………………… 105

6. ブラッドアクセス

- ブラッドアクセストラブル ………………………… 112
- シャント造影検査 …………………………………… 118

7. 透析による合併症

- 循環器系
  - 不整脈 ……………………………………………… 122
  - 心不全 ……………………………………………… 128
  - 動脈硬化症，ASO ……………………………… 132

- 高血圧 …………………………………………………………… 136
- 低血圧 …………………………………………………………… 137
- 消化器系
  - 消化管出血 ……………………………………………………… 139
- 泌尿器系
  - 多嚢胞化萎縮腎と腎癌 ………………………………………… 142
- カルシウム・リン代謝異常
  - 二次性副甲状腺機能亢進症 …………………………………… 143
  - 異所性石灰化 …………………………………………………… 148
  - 高リン血症 ……………………………………………………… 152
- 透析アミロイドーシス
  - 手根管症候群（CTS） ………………………………………… 154
  - 破壊性脊椎関節症（DSA） …………………………………… 158
  - 骨嚢胞 …………………………………………………………… 162
- CAPDの合併症
  - 腹膜炎 …………………………………………………………… 163
  - 出口部感染 ……………………………………………………… 165
  - 被嚢性腹膜硬化症（EPS） …………………………………… 166
  - 腹膜機能低下 …………………………………………………… 170
- 高カリウム血症，低カリウム血症 ………………………………… 171
- レストレスレッグス症候群 ………………………………………… 176
- 貧血 …………………………………………………………………… 178

8. 安全管理

- 感染対策 ……………………………………………………………… 184
- 事故防止・対策 ……………………………………………………… 188

- 災害対策 ………………………………………………… 193

9. 患者指導

- 腎不全保存期患者への指導 ……………………………… 200
- 透析導入期患者への指導 ………………………………… 202
- 透析維持期患者への指導 ………………………………… 205
- 高齢透析患者への指導 …………………………………… 208
- 糖尿病性腎症患者への指導 ……………………………… 211
- 在宅透析患者への指導 …………………………………… 214
- 透析患者の心理と対応 …………………………………… 216

付録

透析機器の基礎知識 ………………………………………… 219

透析と社会保障 ……………………………………………… 222

略語・英語一覧 ……………………………………………… 226

索引 …………………………………………………………… 233

1 腎臓の構造と働き

● 腎臓の構造と働き

腎臓の構造と働き

1. 腎臓の構造

- 腎臓は背中側（後腹膜腔）に，脊髄の左右に向き合って1個ずつ存在する臓器である（**図1**）．その形はソラマメ形と表されることが多く，また右腎は肝臓があるため左腎よりやや下方にある．
- ひとつの腎臓の大きさはおおむね握りこぶし大で，重さは1個100～150gである．
- 腎臓中央の陥凹部は腎門とよばれ，腎動脈，腎静脈，尿管などが出入りしている（**図2**）．

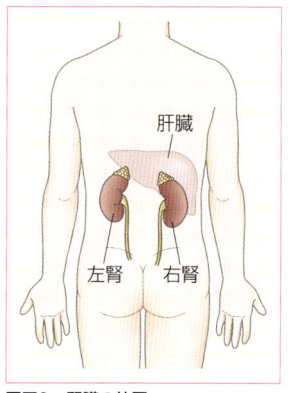

■図1　腎臓の位置

- 腎臓の実質は枝分かれした血管とネフロンとよばれる構造からなっている．ネフロンは腎臓の機能をはたす基本単位で，糸球体，ボウマン囊，尿細管から構成されており，1個の腎臓に約100万個存在する（**図3**）．腎皮質にある糸球体は，ボウマン囊という袋の中に毛細血管が詰まっている組織で，顕微鏡で見ると毛糸の糸玉（球）のようにみえる

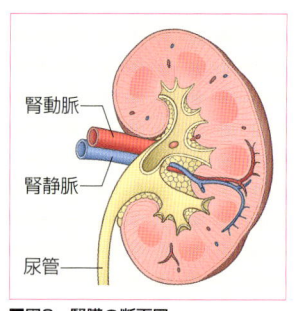

■図2　腎臓の断面図

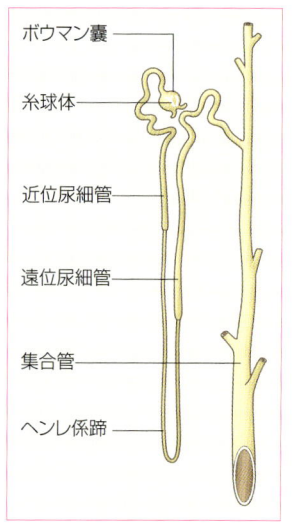

■図3　ネフロンの構造

ことからこの名前がある．尿細管は近位尿細管，ヘンレ係蹄，遠位尿細管からなり，糸球体のある皮質から一度髄質の深いところまで達した後，再び元の糸球体に戻ってくるループ構造になっている．

- 腹部大動脈から分岐した腎動脈から1日に約1,500Lの血液（心拍出量の20％程度）が腎臓に流入し，腎臓を通った血液は腎静脈を通って下大静脈を経て心臓へ戻る．
- 腎臓に入った血液は，糸球体の毛細血管から水や小さな分子が濾過され，原尿とよばれる水分が生成される．原尿はボウマン嚢に集められて尿細管に入り，尿細管を通過する間に生体に必要なものは再吸収されて不要なものだけ尿として排泄される（図4）．こうしてネフロンでつくられた尿は集合管を通って腎盂に集められ，尿管を経て膀胱へ流入する．1日に約150Lの原尿が生成され，そのうち99％は再吸収されるため排泄される尿量は約1.5Lになる．

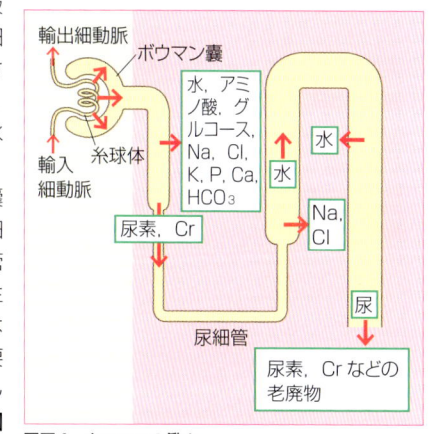

■図4　ネフロンの働き

2. 腎臓の働き

- 腎臓の働きは血液を濾過して尿を生成することによって，細胞を取り巻く環境を維持することにある．また，一部のホルモンの産生・分解に関与している．具体的には，次のような働きがある．

① **老廃物の排泄**：尿素やクレアチニン（Cr）などの老廃物，余分な水や電解質を尿として排泄する．

② **体内の水分・電解質の調節**：腎臓では尿の濃さや量を調節し，体内の水分量を一定に保っている．また，ナトリウム（Na），クロール（Cl），カリウム（K），リン（P），カルシウム（Ca），重炭酸（HCO_3）などの電解質を調節することにより，細胞外液の量と電解質濃度を常に一定に保っている．

③**血液のpHの調節**:腎臓ではアルカリ性物質(重炭酸)をつくり,体にたまった酸性物質を中和して血液のpHを7.4(弱アルカリ性)に保っている.
④**エリスロポエチンの分泌**:腎臓はエリスロポエチンとよばれる造血ホルモンを分泌し,骨髄の赤血球産生を促す働きをする(**図5**).
⑤**ビタミンDの活性化**:ビタミンDは食物から摂るか,紫外線の働きで皮膚でもつくられる(**図5**).腎臓はビタミンDを活性化することにより,腸管から血液中にカルシウムを吸収するように促す.また,活性型ビタミンDは副甲状腺や骨に直接働き,骨を丈夫に保つ役割をはたしている.
⑥**血圧の調節**:血圧が下がり腎血流量が減少すると,腎臓からレニンというホルモンが分泌され,血圧を上げるように働く.
⑦**不要になったホルモンの分解・排泄**:腎臓は体にとって不要となったホルモンを分解して排泄する働きがある(インスリン,副甲状腺ホルモンなど).

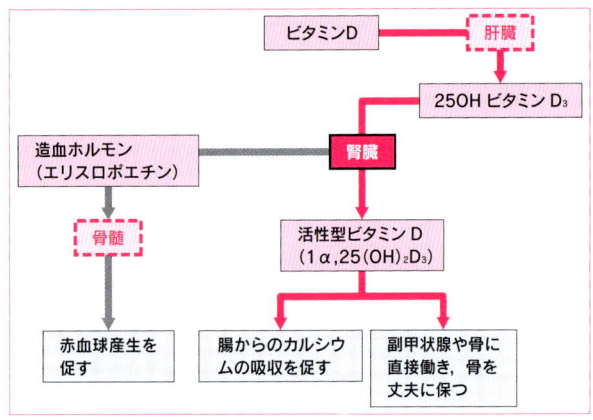

■図5 腎臓の造血ホルモンや活性型ビタミンDに対する働き

2 慢性腎臓病（CKD）

- 腎不全
- 透析導入の原疾患の分類
- 糖尿病性腎症
- 慢性糸球体腎炎
- 腎硬化症

腎不全

1. 腎不全の定義
- 腎不全とは，腎機能が低下することにより，さまざまな臨床症状が出現する状態をいう．

2. 腎不全の分類
- 腎不全は腎機能が悪化するまでの時期により急性腎不全（ARF）と慢性腎不全（CRF）に分けることができる．
  - **急性腎不全**：何らかの疾患や腎毒性物質の服用によって，数時間から数日の間で急激に腎機能が低下する．尿毒素が蓄積し，水分，電解質，酸塩基平衡が障害される病態である．原因を除去することで回復する．一般的に可逆的な腎不全である．一方，死亡率は50～60％程度と高く，一部は慢性腎不全に移行する．
  - **慢性腎不全**：何らかの疾患によって，数か月から数年単位で腎機能が徐々に低下する不可逆的な腎不全である．多くは血清クレアチニン値が2.0mg/dL以上で（クレアチニンクリアランスが30mL/分未満），透析導入を前提とした状態を対象としている．

3. 慢性腎臓病
- 慢性腎臓病（CKD）とは，3か月以上持続する尿異常（蛋白尿，血尿）もしくは腎形態異常，または腎機能が約60％未満（糸球体濾過量〔GFR〕<60mL/分/1.73m^2）にまで低下した状態をいう．
- CKDは，CRFよりも腎機能が良好な早期の時期も対象としており，早い段階からの積極的な医療介入を行い（**表1**），末期腎不全患者を減少させることや，CKDに伴う合併症を予防，減少させることを目標とする．

4. 腎不全の原因
- **急性腎不全**：原因は，腎前性，腎性，腎後性の3つに大別される（**表2**）．
- **慢性腎不全**：代謝性疾患，糸球体疾患，高血圧性疾患，遺伝性疾患など，ほとんどの腎疾患が原因となる（**表3**）．

> **ココがポイント！** 臨床的にCr 2.0mg/dL以上を腎不全とすることが多い！

■表1 CKDの病期と診療計画

病期	重症度の説明	GFR値 (mL/分/1.73m^2)	必要な処置
0	ハイリスク群	≧90（CKDのリスクファクター*を有する状態で）	定期的検査
1	腎障害（+）GFRは正常または亢進	≧90	CKDの診断と治療の開始．合併症の治療
2	腎障害（+）GFR軽度低下	60〜89	上記に加えて腎障害進行度の評価
3	腎障害（+）GFR中等度低下	30〜59	上記に加えてCKDの合併症の治療（貧血，血圧上昇，二次性副甲状腺機能亢進症など）
4	腎障害（+）GFR高度低下	15〜29	上記に加えて透析または腎移植の準備
5	腎不全	<15	透析または移植の導入（尿毒症症状があれば）

＊高齢，急性腎不全の既往，高血圧，糖尿病，膠原病，薬の常用（NSAID）など．

腎不全

■表2 急性腎不全の分類とその原因

腎前性急性腎不全（腎臓への血流量の低下）
● 脱水
● 大量出血
● 心不全による心拍出量の低下
● 高度の低アルブミン血症（ネフローゼ症候群など）

腎性急性腎不全（尿細管や糸球体など腎臓内の障害）
● 急性尿細管壊死（薬剤，虚血などによる）
● 急性間質性腎炎（薬剤，感染などによる）
● 腎血管障害（悪性高血圧，血管炎など）
● 糸球体疾患（急速進行性糸球体壊死など）

腎後性腎不全（尿路の閉塞）
● 尿路結石，骨盤内の腫瘍の浸潤と圧迫など

■表3 慢性腎不全の原因

代謝性疾患	糖尿病，通風腎など
糸球体疾患	慢性糸球体腎炎，ネフローゼ症候群，膠原病など
高血圧性疾患	腎硬化症など
遺伝性疾患	多発性嚢胞腎など

5. 臨床症状と検査所見

①腎機能
- **クレアチニン（Cr）**：筋肉量に比例して一定量産出される物質で，主に腎臓より排泄されるため，腎機能の目安となる．
- **クレアチニンクリアランス（Ccr）**：腎臓が1分間に血液中のCrをどれだけ除去できるかを示した値で，腎機能を表す指標になる．GFRの近似値を示し，臨床の場で用いられている．91mL/分以上が正常値である．

②老廃物・毒素の蓄積
- 尿中排泄の低下に伴い，食欲不振，悪心・嘔吐などの消化器症状，貧血や出血傾向，皮膚のかゆみや色素沈着，末梢神経障害が起こる．

③水・電解質異常
- 摂取された電解質や水分を十分に排泄できなくなり体液量が増加し，高血圧・浮腫・胸水・腹水などを認め，高カリウム血症，高リン血症，高マグネシウム血症をきたす．
- 血清カリウム値6mEq/L以上で心電図異常，8mEq/L以上で心房細動から心停止に陥る危険性が高くなる．

④酸塩基平衡異常
- 酸の排泄障害，重炭酸（HCO_3）の再吸収障害などにより，血液が酸性に傾く代謝性アシドーシスが起こる．

⑤循環器症状
- 体液量の増加と血圧を調節するレニン・アンジオテンシン系の亢進から高血圧，心不全をきたす．

⑥腎性貧血
- 腎臓によるエリスロポエチンの産生障害から正球性正色素性貧血（腎性貧血）をきたす．

⑦腎性骨異栄養症
- 腎臓でのビタミンDの活性化障害により，腸管からのカルシウムの吸収低下，骨からのカルシウム動員低下を介し低カルシウム血症をきたす．低カルシウム血症，リンの蓄積，ビタミンDの欠乏により副甲状腺機能が亢進し，線維性骨炎や骨軟化症などの骨病変（腎性骨異栄養症）をきたす．

⑧内分泌症状
- 各種ホルモンなどの恒常性が破綻し，月経異常，不妊症，インポテンツ，女性化乳房などの多彩な症状を示す．

6. 腎不全の治療
● 急性腎不全
- 原因の除去が原則である．保存的治療では，体液の管理，電解質・酸塩基平衡の管理，栄養管理を行う．保存的治療で効果がみられない場合は早期に透析を開始するとともに，原因を除去する．

● 慢性腎不全
- CKD 0～4期：食事療法や薬物療法など保存的な治療が行われる．
- CKD 5期：血液透析や腎移植が必要となる．

7. 治療の選択
- 末期腎不全に対する治療は，腎臓の機能のうち水・電解質および老廃物を除去する手段である透析療法と，腎機能のほぼすべてを肩代わりする腎臓移植の2通りがある．医学的条件，患者のライフスタイルや年齢，性格を考慮して治療法を選択する．

● 透析療法
- **血液透析（HD）**：透析器を通じて血液を浄化して体内に戻す（p.28参照）．
- **腹膜透析（PD）**：腹腔内にカテーテルを挿入し，それを通じて透析液を出し入れし血液を浄化する（p.39参照）．

● 腎移植（p.43参照）
- **生体腎移植**：家族，配偶者，身内などから，ひとつの腎臓の提供を受ける．
- **献腎移植**：脳死や心臓死になった人から腎臓の提供を受ける．

MEMO
透析療法の絶対適応
- 利尿薬を投与しても改善しない肺水腫，著明な浮腫．
- 保存的治療に抵抗する高カリウム血症（>6.0mEq/L，心電図上，T波の増高を認める），尿毒症による心膜炎，中枢神経症状（意識レベルの低下など）の出現．
- アルカリ化薬投与によっても進行する代謝性アシドーシス．

透析導入の原疾患の分類

1. 透析導入となった原疾患
- 透析導入となった原疾患を知ることは患者の背景，治療歴を知るうえで重要である．
- 透析の安定性，注意事項，予測される合併症，予後を考えるときに役立つ．
- 腎疾患は，糸球体疾患，尿細管・間質疾患，高血圧・動脈硬化に伴う腎疾患などに分類される．
- 糸球体疾患である糖尿病性腎症，慢性糸球体腎炎は，透析導入原疾患の67%を占めており，頻度が高く，重要である．

2. 糸球体疾患の分類
- 腎疾患がわかりにくい原因のひとつは，病名がいろいろな観点から分類されるため，病名が多いことである．
- そのため，分類による病名をあてはめると，ひとりで複数の診断名をもつこともある．
- 病名を聞いたとき，どの分類による病名かがわかると腎疾患は理解しやすくなる．
  - **分類1（一次性，二次性）**
    - いちばん大きな分類で2つに分かれる．腎臓が主体で障害を起こすものを一次性糸球体疾患，全身（糖尿病，膠原病など）の病気に伴うものを二次性糸球体疾患とよぶ．
  - **分類2（臨床分類，診断名）**
    - 疾患の起こり方，検査所見，身体所見，経過の特徴で分類する．
    - 5つに分類できる．①急性腎炎症候群，②持続性蛋白尿・血尿症候群，③慢性腎炎症候群，④ネフローゼ症候群，⑤急速進行性腎炎症候群．
    - ネフローゼ症候群以外は，症候群を省略し糸球体を追加してよぶことが多い．
  - **分類3（組織分類，診断名）**
    - 腎生検をして病理診断で確定した分類である．
    - 7つに分類できる．①微小変化，②巣状分節状病変（巣状糸

> **ココがポイント！** 腎疾患を理解するには，分類により異なる病名がついていることを知ることが重要！

球体硬化症〔FGS〕が主体)，③膜性腎症，④メサンギウム増殖性糸球体腎炎（IgA腎症が主体)，⑤管内増殖性糸球体腎炎（急性腎炎が主体)，⑥膜性増殖性糸球体腎炎，⑦管外増殖性糸球体腎炎（半月体形成性腎炎が主体).
- 腎生検をすれば病名は2つ以上になることが多い．
- **分類4（病因論的診断名）**
  - 病気となった原因から診断名をつけた場合の分類である．
  - 3つに分類できる．①溶連菌感染後急性糸球体腎炎（急性糸球体腎炎の代表)，②抗好中球細胞質抗体関連腎炎（顕微鏡的多発性血管炎，ウェゲナー肉芽腫症)，③抗糸球体基底膜抗体腎炎（グッドパスチャー症候群).
- **表1**に臨床分類と組織分類の関係を示す．各臨床分類の病名に代表的な組織分類の病名があるので，それをおぼえる．

■**表1　臨床分類と組織分類の関係**

組織分類＼臨床分類	急性腎炎症候群	持続性蛋白尿・血尿症候群	慢性腎炎症候群	ネフローゼ症候群	急速進行性腎炎症候群
微小変化				◎	
巣状分節状病変（FGSが主体）		△	○	◎	
膜性腎症		△	○	◎	
メサンギウム増殖性糸球体腎炎（IgA腎症が主体）	○	◎	◎		
管内増殖性糸球体腎炎	◎				
膜性増殖性糸球体腎炎（急性腎炎が主体）	○	△	◎	◎	○
管外増殖性糸球体腎炎（半月体形成性腎炎が主体）					◎

（坂口弘ほか：新腎生検の病理―腎臓病アトラス．診断と治療社；2003．p.20 を参考に作成）

糖尿病性腎症

病態

- 糖尿病の細小血管障害合併症のひとつで，1型糖尿病（インスリン依存型糖尿病）あるいは2型糖尿病（インスリン非依存型糖尿病）のいずれかに罹患している患者の約1/3に発症する．2型糖尿病患者が圧倒的に多い．
- 合併する高血圧症による腎硬化症や大血管障害による虚血性腎不全も広義の糖尿病性腎症と診断されることが多い．この場合は蛋白尿が少なく，臨床経過は腎硬化症に類似する．
- 糖尿病罹患から10〜15年で発症する．微量アルブミン尿の排泄にはじまり，徐々に尿蛋白が増加する．血圧が上昇し，最終的には慢性腎不全に陥る（**表1**）．

■表1 糖尿病性腎症病期分類

病期	臨床的特徴		病理学的特徴（糸球体病変）	備考（主な治療法）
	尿蛋白（アルブミン）	GFR（Ccr）		
第1期（腎症前期）	正常	正常，時に高値	びまん性病変：ない〜軽度	血糖コントロール
第2期（早期腎症）	微量アルブミン尿	正常，時に高値	びまん性病変：軽度〜中程度 結節性病変：時に存在	厳格な血糖コントロール 降圧治療
第3期A（顕性腎症前期）	持続性蛋白尿	ほぼ正常	びまん性病変：中程度 結節性病変：多くは存在	厳格な血糖コントロール 降圧治療・蛋白制限食
第3期B（顕性腎症後期）	持続性蛋白尿	低下	びまん性病変：高度 結節性病変：多くは存在	厳格な降圧治療 蛋白制限食
第4期（腎不全期）	持続性蛋白尿	著明な低下（血清Cr上昇）	荒廃糸球体	厳格な降圧治療 低蛋白食・透析療法導入
第5期（透析療法期）	透析療法中			移植

（糖尿病性腎症合同委員会：糖尿病性腎症に関する合同委員会報告．日本腎臓学会誌 2002；44(1)より）

ココがポイント！ ①腎不全管理，②糖尿病管理，③合併症管理の3つの管理が重要！

糖尿病性腎症

病態

- わが国の透析導入の原疾患第1位（43%，**図1**），維持透析患者の原疾患では慢性糸球体腎炎に次いで第2位（33%），世界のほとんどの国で腎代替療法の単独かつ最大の原因で，米国とドイツでは末期腎不全患者の40%が糖尿病性腎症である．

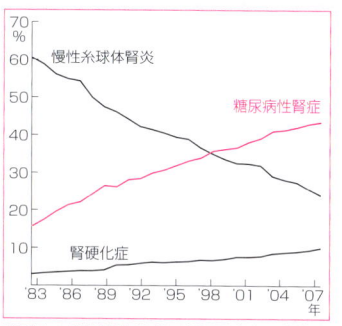

■図1　透析導入患者の主要原疾患の推移

- **危険因子**：糖尿病性腎症の家族歴，血糖コントロール不良，高血圧，高脂血症，喫煙．

検査と診断

- **尿検査**：一般検尿が陰性なら微量アルブミン尿を定期的に検査する．随時尿でアルブミン/クレアチニン比（mg/gCr）をとるのが蓄尿より簡便である．
- **血液検査**：腎機能（BUN，Cr，電解質），コレステロール，血糖値，HbA1cなど．
- **画像診断**：腎エコー，腹部CT．糖尿病性腎症は腎機能が低下する時期でも腎萎縮がないのが特徴である．
- **腎生検（図2）**：糖尿病性腎症が明らかである場合に通常は行わないが，経過が非典型的な場合は他の腎疾患の合併の可能性を考えて腎生検を行う．
- 他の腎疾患を疑う所見としては，①糖尿病歴が5年未満の蛋白尿出現，②血尿がある，③腎機能の急激な低下，④蛋白尿が軽微なままで腎障害が進行，⑤糖尿病性網膜症がない，など．

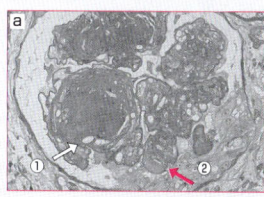

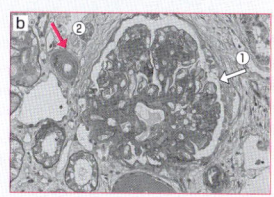

■図2　糖尿病性腎症の腎生検組織
a：Kimmelstiel-Wilson様の結節性病変（矢印①），滲出性病変（矢印②）．
b：びまん性糸球体硬化（矢印①）と輸出入再動脈の動脈硬化（矢印②）がみられる糸球体は虚脱し，周囲の線維化が始まっている．

治療

- **血糖管理**
  - 管理目標はHbA1c 6.5%未満である．
  - ビグアナイド系（BG薬）は腎不全患者では禁忌である．
  - スルフォニル尿素系（SU薬）は腎排泄のため薬剤が遷延しやすく低血糖の危険があるので使用は避ける．
  - αグルコシダーゼ阻害薬（αGI）は消化管からの吸収がほとんどなく腎不全患者でも使用可能である．
  - 血糖コントロールはインスリンに変更するのが原則．
  - 糖尿病性網膜症による視力障害や脳血管障害をすでに発症している患者では，インスリン自己注射が困難で，やむなく内服薬でコントロールする場合もある．
- **血圧管理**
  - 厳格なコントロールが必要である．
  - 腎症がない場合の管理目標は130/80mmHg未満である．
  - 早期腎症以降は125/75mmHg未満である．
  - アンジオテンシンII受容体拮抗薬（ARB）やアンジオテンシン変換酵素阻害薬（ACEI）は，腎症の発症予防や進展抑制の効果がある．
- **食事療法**
  - 減塩は初期から行う．
  - 腎機能障害が進んできたら，糖尿病食から糖尿病性腎症食へ変更して栄養指導を行う．蛋白質制限の実施とともに蛋白質制限に見合ったカロリーの増加を行う．
  - 高カリウム血症があればカリウムを制限する．糖尿病性腎症患者では尿細管性アシドーシスの合併やARB・ACEIの薬理作用により，早期から高カリウム血症をきたしやすい．
- **増悪因子を避ける**
  - 感染症，脱水の予防と早期治療．
  - 腎障害性薬剤（NSAIDや一部の抗菌薬など）を避ける．
  - 重曹（炭酸水素ナトリウム）によるアシドーシスの補正．
  - エリスロポエチンによる腎性貧血の改善．
- **禁煙**
  - 1日25本以上の喫煙をする糖尿病患者に蛋白尿が発症するリスクは非喫煙者の2倍である．
- **透析導入の時期**
  - 水分保留傾向が強い．

治療

- 尿蛋白が多くネフローゼ症候群を呈する患者や心機能低下患者では，血清クレアチニンが低値でも，利尿薬でコントロールできない溢水（体液過剰）で胸水・腹水・全身浮腫をきたして透析導入となるケースが多い．
- 年齢，合併症，日常生活障害度などで総合的に判断する．

合併症

- 糖尿病の合併症は，主要臓器における大中小の動脈の変化によって生じるため，大血管障害，細小血管障害に分類できる．腎症はさまざまな糖尿病合併症をさらに悪化させる．
- **細小血管障害（ミクロアンギオパチー）**：網膜症，腎症，神経障害をきたす．自律神経障害では起立性低血圧や糖尿病性胃腸症をきたす．
- **大血管障害（マクロアンギオパチー）**：虚血性心疾患，脳血管障害，閉塞性動脈硬化症による足指壊疽をきたす．
- 易感染性，栄養障害．

MEMO
微量アルブミン尿とは

早期糖尿病性腎症のマーカーである．マーキングする病期分類は第2期（早期腎症）である．この時期には腎症のほかの臨床症状は認めない．この時期に治療介入し，尿中アルブミンを減少させれば，腎症の進行を抑え，心血管障害のリスクも軽減させうる．

MEMO
eGFRとは

糸球体濾過量（GFR）とは1分間にすべての糸球体で濾過される血漿量（mL）である．腎不全では糸球体で十分な濾過ができないのでGFRの測定で腎障害の進行度を調べる．GFR60mL/分以下が3か月以上続く場合を慢性腎臓病（CKD）としている．

GFRは，糸球体ですべて濾過され，尿細管で再吸収も排泄もされない物質（イヌリンなど）を投与し，そのクリアランスを測定する．実際の臨床では，年齢とクレアチニン値を推算式で計算して評価に用いる．これがeGFR（推定糸球体濾過量）である．日本人のGFR推算式（成人）は次のようになる（2008年現在）．

eGFR（男）＝$194 \times 血清クレアチニン値^{-1.094} \times 年齢^{-0.287}$

eGFR（女）＝eGFR（男）×0.739

（単位はmL/分/1.73m^2）

●糖尿病性腎症

●看護のポイント

観察事項	観察のポイント
●血糖値	●HbA1c：管理目標値は6.5%未満 ●BMI：目標値は22
●血圧	●血圧測定 　●高血圧 　●管理目標値は130/80 mmHg未満
●腎機能	●微量アルブミン尿 ●蛋白尿 ●GFR

> **注意**
> - 第1～5期の病期に分類される.
> - 発症予防には**血糖コントロール**が最重要である.
> - 糖尿病特有の合併症の治療や各種感染症の繰り返しに注意が必要である.

糖尿病性腎症

考えられること	対応

- 長い期間の高血糖や脂質異常症を含む代謝障害, 高血圧などの血管障害（細小血管障害）の悪化
- 口渇, 多飲, 多尿
	- 血糖コントロール
	  - 食事療法, 経口血糖降下薬
	  - インスリン療法
	- BMIの管理

- 血管壁の肥厚	- 血圧コントロール
	  - 血糖コントロール
	  - 食事療法, 降圧治療

- 病期については**表1**（p.12）参照. 臨床的特徴として, アルブミンが尿中へ漏れる第2期, 蛋白尿が出現し浮腫や心不全, 食欲不振の症状が起こる第3期, GFRが著しく低下すると第4期で, 倦怠感, 浮腫, 貧血, 腎性高血圧, 高カリウム血症などが進行する. 尿毒症症状が出現し透析導入になると第5期となる.	- 厳格な血糖コントロール - 降圧治療, 腎症食事療法（第3, 4期では蛋白質, 塩分, カリウム, 水分制限） - 第4期では腎機能の低下に伴いインスリンの必要量が減るため調整が必要 - 患者, 家族に対し早期より透析療法についての説明を十分に行い, 理解を深めるよう援助する - 第5期では全身管理を綿密に行う. また, 視力障害や神経障害などの合併症による不自由を伴うことが多いため, 患者と家族, 医療スタッフが常に一体となって患者のQOLを保持する

慢性糸球体腎炎

病態
- 糸球体で炎症が持続することにより血尿や蛋白尿がみられる疾患の総称である．病因は不明の部分が多く，完治は難しい．
- 学校や職場検診での検尿異常で発見されることが多く，自覚症状がほとんどないままに腎障害が進行する．
- 尿の泡立ちや感冒時の肉眼的血尿を認めることもある．
- 透析導入の原疾患では，現在糖尿病性腎症に次いで2位．

検査と診断
- **尿検査**：尿一般，尿沈渣，蓄尿生化学検査など．
- **血液検査**：腎機能（BUN，Cr，電解質），コレステロール，抗核抗体，補体，IgA，腎障害があれば血液ガス（HCO_3）．
- 画像診断（腎エコーかCT），腎生検．

治療
- 長期にわたって寛解状態を維持し「腎臓を長もちさせる」ことが治療の目標である．
- 早期に発見された場合は，腎生検で病理診断し，治療戦略を立てる（ステロイド治療の適応など）．
- **血圧管理**：すべての時期で重要で，特にRAA阻害薬を使用．
- **食事療法**：減塩は初期から行い，腎機能障害が進んできたら蛋白制限と高カロリー食を摂取する．高カリウム血症の合併があればカリウム制限を行う．
- 増悪因子（感染，脱水，腎障害性薬剤など）を避ける．
- 検尿所見が軽い場合は，数か月ごとの経過観察を行い，具体的に「3年間経過をみましょう」「蛋白尿が0.5g/日を超えたら腎生検をしましょう」などといった指標を示しておくことが患者の通院中断を防ぐ．

合併症
- 糖尿病性腎症や腎硬化症と比較し他臓器の合併症は少ない．
- 罹病期間が長くなれば，慢性腎臓病，二次性高血圧，加齢，メタボリック症候群などのオーバーラップによる全身の血管合併症が起こる．

> **ココがポイント！**
> - 腎不全進行まで自覚症状はほとんどない！
> - 糸球体性血尿は赤色ではなく醤油色，コーラ色，麦茶色！

MEMO

IgA腎症とは

- 日本人では，慢性糸球体腎炎のうち40〜60％がIgA腎症である．10代後半〜20代で発症する．炎症が持続することにより糸球体の荒廃が進み，緩やかに腎機能が低下する．自然経過では20年で40％が末期腎不全に進展し，40〜50代で透析導入となる．
- 腎生検で病理診断（図1）と予後推定（表1）を行う．

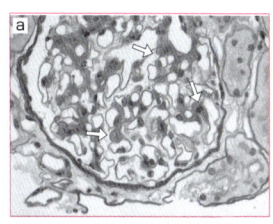

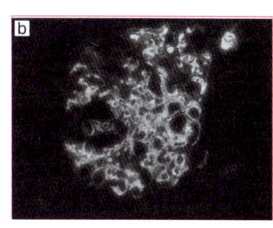

■図1　IgA腎症の腎生検組織
a：PAS染色，b：蛍光抗体法によるIgAの発色．メサンギウム細胞の増殖と基質の増加を認める．傍メサンギウム領域にIgAと補体（C3）の沈着を認める（aの矢印，bの発色部分）．

■表1　IgA腎症予後分類

分類	透析の可能性	臨床検査所見	糸球体所見	薬物療法
予後良好群	ほとんどなし	軽度蛋白尿	軽度増殖	必要に応じ抗血小板薬
予後比較的良好群	低い	蛋白尿＋軽度高血圧	軽度増殖	必要に応じ抗血小板薬
予後比較的不良群	20年以内	蛋白尿＋高血圧＋腎機能軽度低下	中等度増殖	抗血小板薬＋RAA阻害薬＋必要に応じステロイド薬
予後不良群	5年以内	蛋白尿＋高度高血圧＋腎機能中等度低下	硬化癒着	抗血小板薬＋RAA阻害薬＋その他の腎不全対症療法

- 蛋白尿が多いほど腎予後が悪い．発症早期のステロイド治療で尿蛋白を減少させることができる．扁桃腺炎罹患時に肉眼的血尿を繰り返す患者では扁桃腺摘出術が推奨される．
- 抗血小板薬，降圧薬（RAA阻害薬）はほかの糸球体疾患と同様に，検尿所見を改善させ，長期的に腎予後を改善する．

●慢性糸球体腎炎

●看護のポイント

観察事項	観察のポイント
●尿の性状, 量	●自覚症状：尿の色が黒っぽい, 尿が泡立つ, 尿量の減少 ●他覚症状 　●血液検査データ（腎機能, 栄養状態, 血清補体価, IgA, 抗核抗体, 血液ガス） 　●尿検査（尿一般, 尿沈渣, 蓄尿生化学検査）
●血圧	●自覚症状 　●血圧の上昇 　●高血圧に伴う随伴症状の有無（頭痛, 悪心など） ●他覚症状：血液検査データ（腎機能, レニン活性, 電解質） ●血圧上昇因子の有無：加齢, 食塩・動物性脂肪の過剰摂取, 肥満, 喫煙, 不眠, ストレス
●浮腫	●自覚症状：浮腫に伴う随伴症状の有無（頭痛, 呼吸困難, 腹部膨満感） ●他覚症状 　●浮腫の部位と程度（顔面, 四肢, 体幹, 陰部など. 圧迫痕のへこみの程度と戻り方） 　●血液検査データ（電解質, 総蛋白, アルブミン） 　●胸水・腹水の貯留

> **注意** 自覚症状に乏しいため,受診・治療を自己判断で中断する場合がある.状態を経時的にみていくことが,残腎機能を保つことにつながる.

考えられること	対応
● GFRの低下により血球,蛋白質が尿中に漏れ出てしまうことから起こる ● 上気道感染の際に肉眼的血尿がみられることもある ● 高度の蛋白尿は低蛋白血症を起こす ● 蛋白尿が多いほど腎予後は悪くなる	● 抗血小板薬を使用している場合は,血尿の増強がないかを確認する ● ステロイドを使用する場合は,副作用について説明する ● 腎負荷を減らすために場合によっては安静が必要であることを説明する ● 必要時に腎生検の説明を行う
● レニンの分泌増加,水とナトリウムの貯留による体液量の増加から起こる ● 高血圧が続くと動脈硬化を引き起こし,腎機能の悪化とさらなる高血圧を起こす悪循環となり,全身の血管障害(脳血管障害,心血管障害,眼底変化など)を起こす	● 血圧変動を知るために条件を一定にし血圧測定を行うことを説明する ● 必要時に水分制限,食塩制限の説明を行う ● 降圧薬の確実な内服は,血圧を下げ腎保護の役割もあることを説明する ● 高血圧は全身の血管障害を引き起こすことを説明する
● GFRの低下による水とナトリウムの貯留により起こる(腎炎性浮腫) ● 高度の蛋白尿から低蛋白血症となり,間質液を血管内へ引き込む力が低下するため起こる(ネフローゼ性浮腫) ● 高度の浮腫は循環血液量の増加や高血圧により心不全を引き起こす ● 皮膚が脆弱となり,末梢の知覚鈍麻を起こす	● 食事療法,水分制限,食塩制限などの説明を行う ● 利尿薬を使用する場合は確実に投与する ● 胸水・腹水の貯留時は安楽な姿勢(ファーラー位,側臥位)をとれるよう援助する ● 摩擦,圧迫,同一体位を避け,浮腫のある部位を挙上する

慢性糸球体腎炎

腎硬化症

病態
- 高血圧の長期持続によって生じる腎臓の細動脈硬化が原因である.
- 血流障害により糸球体毛細血管は虚脱し,そのネフロンの尿細管は萎縮,間質は線維化し,その機能を失う.
- 透析導入の原疾患では,第3位(3.6%)である(**表1**〈p.24〉).

検査と診断
- **尿検査**:蛋白尿は軽度で,血尿は認めない.
- **血液検査**:腎機能(BUN, Cr, 電解質),コレステロールなど.
- **画像診断**:腎エコーかCT.腎はサイズが小さく,実質が薄くなっている.
- **腎生検**:確定診断は腎生検によるが,病歴や所見から良性腎硬化症が明らかな場合は,病理診断による治療法の変更がないため通常は行わない.
- **臨床所見**:長期あるいは高度の高血圧持続,高血圧による他臓器障害が存在する.検尿所見が軽微なのが特徴である.

治療
- 高血圧の治療を行う.目標値は130/80mmHgである.
- 腎障害の進行は緩徐で,適切な管理のもとでは末期腎不全に移行しないことが多い.
- 障害が一定以上(硬化糸球体が40%以上)では,腎障害は進行性である.
- 高齢で透析導入となるため,導入期・維持期の教育に根気と工夫を要する.

合併症
- 高血圧性眼底.
- **心血管障害**:脳梗塞,脳出血,左室肥大,狭心症,心筋梗塞.

ココがポイント!
- **自覚症状はほとんどない!**
- **高齢者への導入期教育では,水分・カリウム制限を中心にポイントを絞り具体的に指導!**

MEMO

血管病変によるその他の腎障害

- **悪性腎硬化症**
  - 悪性高血圧症である．著明な血圧上昇により進行し，臓器障害を生じて生命に危険が及ぶ病態である．進行性の腎病変，進行性の眼底病変（眼底出血や滲出性病変），高血圧性脳症，高血圧性左室不全などの高血圧緊急症をきたす．
  - ただちに降圧する．
- **腎血管性高血圧症**
  - 腎動脈の狭窄による腎虚血が原因で生じる高血圧で，片腎の腎動脈狭窄では病側のみ腎萎縮し，腎サイズの左右差がある．
  - 腎虚血によりRAA系が活性化され，細動脈収縮とナトリウム貯留が亢進し血圧が上昇する．
  - 狭窄の原因は，動脈硬化，線維筋性異形成，大動脈炎などである．
  - 腎血管の拡張術で高血圧が改善する．
- **虚血性腎症**
  - 動脈硬化による腎動脈の狭窄で腎血流が低下し，糸球体濾過量の低下や血流障害による腎実質障害が起こる．
  - 腎機能の低下は，両側の腎動脈病変が存在する場合に起こる．
  - 腎血管性高血圧症の合併も多い．
- **コレステロール塞栓症**
  - 大動脈や腎動脈に存在する粥状硬化（アテローム）が破綻して，コレステロールが血中に流出し，コレステロール結晶が細小動脈を塞栓するために臓器の虚血が起こる．
  - 急激な腎障害の進行，CRP上昇，好酸球増多，低補体をきたす．
  - 全身の多臓器に障害をきたす疾患で，予後不良である．
  - カテーテル検査による物理的な刺激や抗凝固薬の使用などが誘因となる．
  - **標的臓器**：腎，肝，膵，消化管，皮膚など．
  - **確定診断**：腎生検か皮膚生検で細〜小動脈内の針状のコレステロール結晶を証明する．
  - **治療**：急性期のステロイド治療が有効との報告もある．

■表1　糖尿病性腎症，慢性糸球体腎炎，良性腎硬化症の比較

	発症年齢	検尿所見	臨床経過の特徴
糖尿病性腎症	中～（高）年	● 蛋白尿（ネフローゼレベルになることも多い） ● 血尿は認めないのが普通	● 少なくとも5年以上の糖尿病歴 ● 腎症発症時には増殖性糖尿病性網膜症を合併 ● 蛋白尿の多い患者は腎障害の進行が速く，第4期には月単位で悪化する
慢性糸球体腎炎	若年	● 血尿蛋白尿 ● 蛋白尿が多いほど，腎障害が速く進行	● 腎障害が進行するまでほとんど症状がない ● 浮腫，感冒時の肉眼的血尿 ● 腎障害は緩やかに進行（年単位）
良性腎硬化症	（中）～高年	● 異常がないか，軽度の蛋白尿（1g/日未満）のみ	● 長い高血圧歴 ● 適切な降圧で腎障害の進行を抑制できる ● 腎障害に先行して脳梗塞や心筋梗塞など重篤な血管合併症を起こすこともある

●腎硬化症

●看護のポイント

観察事項	観察のポイント
● 自覚症状（肩こり，頭痛，めまい，動悸） ● 軽度の蛋白尿 ● 高血圧 ● 肥満 ● 腎機能データ ● 眼底の異常	● 自覚症状の有無，出現の時期 ● 蛋白尿の有無，程度 ● 血圧の値 ● 肥満の程度（BMI値） ● BUN・クレアチニン値 ● 眼底出血の有無 ● 尿毒症症状の有無

透析導入時の症状	合併症	治療*
● 水分貯留傾向が強い ● 糖尿病性ネフローゼでは，胸腹水，全身浮腫，うっ血性心不全でECUMが必要な場合もある	● 微小血管障害：糖尿病性網膜症，糖尿病性神経障害 ● 大血管合併症：心筋梗塞，狭心症，脳梗塞，脳出血，大動脈乖離，閉塞性動脈硬化症など ● その他：足壊疽，感染症など	● 降圧薬(ACEI/ARB) ● 血糖コントロール ● 腎不全が進行したら，腎排泄性の血糖降下薬はインスリンに変更
● 保存期教育と治療がしっかりなされていれば，軽度の尿毒症症状で計画導入できる ● 尿毒症として，倦怠感，食欲不振など	● 一般に他の臓器障害は軽度	● 降圧薬(ACEI/ARB) ● 抗血小板薬 ● 初期に副腎皮質ステロイド，免疫抑制剤
● 患者は高齢で予備力がない ● 脱水，感染症，心血管イベントで腎障害が急性増悪し，透析導入の引き金となる	● 心血管合併症：心筋梗塞，狭心症，脳梗塞，脳出血，大動脈瘤，大動脈解離，閉塞性動脈硬化症 ● 臓器の虚血症状	● 血圧管理

腎硬化症

*血圧管理，食事療法(低蛋白，高カロリー，減塩)，禁煙，合併があれば高脂血症の治療．増悪因子を避ける(感染，脱水，腎障害性薬剤，アシドーシス，貧血など)

> **注意** 症状があるときは，ただちに子供は小児科，大人は内科を受診する．また，眼科医による診察も必要である．軽い場合は外来で治療可能であるが，全身状態が悪い場合は，入院治療が必要である．

考えられること	対応
● 本態性高血圧の経過中に自覚症状を認めることがあり，尿検査で蛋白尿を認め，血液検査で腎機能低下が認められた場合に疑われる ● 腹部Ｘ線，エコー検査などで左右対称性の腎萎縮が認められ，区別すべき疾患として高血圧を合併した慢性腎炎がある ● 進行すると腎機能が低下し，尿毒症になることがある	● 高血圧の治療が大切である．食事療法として減塩食を行う．肥満の場合は運動療法を行い，標準体重を維持することが必要である． ● 食事・運動療法で血圧コントロールが不十分な場合は降圧薬などの薬物療法が必要になる．尿毒症をきたした場合は透析療法が必要になる．

3 腎不全の治療と日常生活援助

- 血液透析
- 在宅血液透析
- 腹膜透析
- 腎移植
- 薬物療法
- 食事療法
- 運動療法

血液透析 (HD)

目的

- 腎機能が悪化すると、尿毒症の症状（**表1**）を引き起こし、内科的治療にて改善しないときには透析が必要である。特に、体液過剰による肺水腫、心不全や高カリウム血症では緊急の透析が必要となる。

■表1　尿毒症症状

中枢神経系	意識障害，痙攣
呼吸器系	呼吸困難，肺水腫，胸水
循環器系	高血圧，心不全，不整脈，浮腫
消化器系	悪心・嘔吐，食欲不振，消化管出血
血液系	貧血，出血傾向
その他	全身倦怠感，高カリウム血症

- 透析では腎機能のうち、①老廃物の排泄、②水分・電解質の調節、③酸塩基平衡の調節、は代行できるが、④内分泌器官としての役割（p.4参照）には薬物療法が必要となる。

適応

- 透析導入基準を**表2**に示す。

■表2　透析導入基準

①臨床症状
●体液貯留（全身性浮腫，高度の低蛋白血症，肺水腫） ●体液異常（管理不能の電解質，酸塩基平衡異常） ●消化器症状（悪心・嘔吐，食欲不振，下痢など） ●循環器症状（重篤な高血圧，心不全，心膜炎） ●神経症状（中枢・末梢神経障害，精神障害） ●血液異常（高度の貧血症状，出血傾向） ●視力障害（尿毒症性網膜症，糖尿病性網膜症） これら7項目のうち、3つ以上の症状があれば高度（30点），2つを中等度（20点），1つを軽度（10点）とする

②腎機能		
血清Cr（mg/dL）	Ccr（mL/分）	点数
8以上	10未満	30
5～8未満	10～20未満	20
3～5未満	20～30未満	10

③日常生活障害度
●尿毒症症状のため起床できないものを高度（30点） ●日常生活が著しく制限されるものを中等度（20点） ●通勤，通学あるいは家庭内労働が困難となった場合を軽度（10点）

①～③の合計が60点以上を透析導入とする。また、年少者（10歳未満），高齢者（65歳以上），全身性血管合併症いずれかの場合は10点を加算する

- **適応**
  - 血液透析の不適応には，ブラッドアクセスの作成困難例，重度の心不全がある．

- **方法**
  - 透析ではブラッドアクセス（シャント）から血液を体外へ取り出し，腎臓の代用となるダイアライザを通して浄化し，再び体に戻す（**図1**）．回路の途中に抗凝固薬注入用のシリンジポンプを接続している．ダイアライザでは血流の方向と逆になるように透析液が流れている．

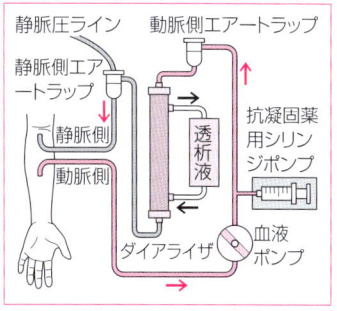

■図1　透析回路

- 透析ではダイアライザの半透膜を介して血液と透析液の間の物質の移動が起こる．その原理として，以下のものがある．
  - **拡散**：半透膜を介して濃度の高いほうから低いほうへ物質が移動すること．血液側の濃度の高いクレアチニン，BUN，カリウムが透析液側に移動して除去され，一方，血液側に不足した重炭酸などが透析液側から補充される．
  - **限外濾過**：半透膜を介した2つの溶液の一方に圧力をかけた場合，半透膜の孔を通して水分が移動すること．透析液を流さないで透析液側を陰圧にすることで除水を行うことを体外限外濾過法（ECUM）といい，除水不良のときに行う．

- **抗凝固薬**
  - 透析回路，ダイアライザなどは生体にとっては異物であるため，血液凝固が起きる．それを防ぐために抗凝固薬（**表3**）の投与が必要である．
  - 低分子ヘパリンは，ヘパリンと比べて抗凝固活性のわりに出血助長作用が少なく，出血傾向の患者に用いる．
  - メシル酸ナファモスタットは，体内での分解速度が速く，透析回路のみでの抗凝固作用が期待でき，重症の出血例などに用いる．

> **ココがポイント！** 短時間に電解質，循環動態などが変化するので，患者の状態の把握が重要！

■表3 抗凝固薬の種類

	ヘパリン	低分子ヘパリン	メシル酸ナファモスタット	アルガトロバン
分子量	3,000~30,000	4,000~6,000	539	530
作用機序	ATⅢと結合して, Ⅱa, Xaを阻害	ATⅢと結合して, 主にXaを阻害	Ⅱa, Ⅶa, Xa, Ⅻa, プラスミンなどを直接阻害	Ⅱaを阻害
半減期	1~2時間	2~3時間	5~8分	30分

- アルガトロバンは,ヘパリン起因性血小板減少症(HIT)の透析などに用いる.

● **ダイアライザ**
- ほとんどが中空糸型である(**表4**).内径約200μmのストロー状の中空糸約1万本よりなる.

■表4 ダイアライザの種類

セルロース系
小分子量の尿毒症物質の除去に用いる.再生セルロースでは生体適合性に問題がある
再生セルロース
キュプラアンモニウムレーヨン(CR), 鹸化セルロース(SCA)
表面改変再生セルロース
PEGグラフト, ビタミンEコーティング
酢酸セルロース
セルロースジアセテート(CDA), セルローストリアセテート(CTA)
合成高分子系
生体適合性がよい.比較的大きな分子量の尿毒症物質の除去に効果がある.Albの漏出が多い.PMMAでは$β_2$ミクログロブリンを吸着する
● ポリアクリロニトリル(PAN) ● ポリメチルメタクリレート(PMMA) ● エチレンビニルアルコール共重合体(EVAL) ● ポリスルホン(PS) ● ポリアミド(PA) ● ポリエステル系ポリマーアロイ(PEPA) ● ポリエーテルスルホン(PES)

- 中空糸の中を血液が,外側を透析液が流れる.膜面積は中空糸の血液に接触する面積の総和で0.5~2.5m^{2}である.導入期には膜面積の小さいものを用い,維持期には透析効

方法

率から適切な膜面積のものを選ぶ必要がある．

- **透析液**
  - 尿毒症では，血液中のカリウム，マグネシウム，リンが上昇し，カルシウム，重炭酸濃度が低下する．透析液はカリウム，マグネシウム濃度が低く，リンを含んでいない．重炭酸濃度は高く，血液側へ補給される．
  - カルシウム濃度には正カルシウム透析液（2号液）と低カルシウム透析液（3号液）の2つがあり，通常は正カルシウム透析液を使うことで血液側にカルシウムの補充を行う．二次性副甲状腺機能亢進症などで血中カルシウムが高値となったときには低カルシウム透析液を使用する．
  - 代表的な透析液の組成を**表5**に示す．

■表5　透析液（キンダリー®）の組成

	Na (mEq/L)	K (mEq/L)	Ca (mEq/L)	Mg (mEq/L)	Cl (mEq/L)	重炭酸 (mEq/L)	酢酸 (mEq/L)	ブドウ糖 (mg/dL)	浸透圧 (mOsm/L)
2号液	140	2.0	3.0	1.0	110	30	8.0	100	298
3号液	140	2.0	2.5	1.0	114.5	25	7.5	150	300

- **ブラッドアクセス**
  - 透析では十分な血液流量を確保することが重要で，そのための血液の出入り口をブラッドアクセスという（**表6**）．

■表6　ブラッドアクセスの種類

シャント（動脈と静脈を直接つなぐこと）
内シャント
親指の付け根，前腕，肘部，上腕（なるべく利き手の反対側），大腿部
人工血管移植
ePTFE（延伸ポリテトラフルオロエチレン），ポリウレタン
外シャント
非シャント
ダブルルーメンカテーテル留置（内頸静脈，大腿静脈）
緊急導入時，シャント不良時
動脈穿刺
直接穿刺，動脈表在化（上腕動脈，大腿動脈）

●血液透析（HD）の看護のポイント

透析前
- 透析前の観察を怠り，些細な異変でも気づかず透析を開始すると，消化管出血や脳出血などの重篤な状態に陥る危険性がある．したがって，透析を開始できる状況かを**表1**に沿ってアセスメントし，異常がないことを確認したうえで開始することが重要である．なお，観察は患者が来院した瞬間（歩き方や表情など）から，すでに始まっている．

■表1　透析開始時のアセスメントポイント

項目	内容
身体側	●前回の透析から現在までの状態 　●バイタルサインの確認（血圧，脈拍，呼吸，体温） 　●一般状態（頭痛，悪心，発熱，栄養状態など） 　●出血がないか 　●表情，顔色，歩き方，話し方の異常の有無 ●体重増加量 　●水分，食事摂取量 　●浮腫の部位，程度 ●検査データ（CTR，Ht，K，Pなど） ●ブラッドアクセスの状態や血流音の確認
機械側	●ダイアライザの準備 　●指示されたダイアライザであるか 　●ダイアライザと回路が正確に接続され，プライミングされているか 　●機械に正しくセットされているか（特に血液ポンプ部分） ●透析条件の設定 　●ダイアライザ 　●透析液の種類・流量 　●透析時間，血流量 　●総除水量，時間毎除水量 　●抗凝固薬の種類・量

透析中
- 安定した透析を行うために，基本的には1時間ごとに**表2**のアセスメント内容を観察する．ただし，状態が不安定なときは，10～30分おきなどと患者の状況に応じて，頻回に観察を行う．

■表2　透析中のアセスメントポイント

項目	内容
身体側	●バイタルサイン（血圧，脈拍，呼吸，体温） ●疼痛の有無（血管痛，胸痛，腰痛，頭痛など） ●穿刺口からの出血 ●症状の訴え（悪心，動悸など） ●透析中に指示された注射，検査，処置

項目	内容
機械側	●透析条件の確認 　●血液流量，静脈圧 　●透析液流量・濃度・温度 　●積算除水量，時間毎除水量 　●抗凝固薬注入量 　●回路内凝血の有無 ●各監視装置（アラームがセットされているか） ●各接続部，クランプの確認

- 透析中は，さまざまな合併症を引き起こす危険性がある．そのため，細やかな観察を行うことで早期発見，早期対応ができる．主な合併症と対処方法を**表3**に示す．

■表3　透析中によくみられる合併症と対処方法

	原因	症状	対処
血圧下降	●不適切な除水 ●動脈硬化 ●心機能低下 ●全身状態悪化 ●降圧薬服用時 ●室温，透析液温が高い ●不安，緊張	●あくび，眠くなる，目がかすむ，動悸，熱い，冷や汗，悪心・嘔吐など	●頭を低くして下肢挙上 ●除水量を0にする ●血流量を下げる ●高浸透圧液の注射，補液 ●水分・食事管理の指導 ●傾聴やタッチング，マッサージなど
不均衡症候群	●電解質の変動 ●尿毒素の変動 ●水分の変動 ●pHの変動	●全身脱力感，頭痛，悪心・嘔吐，血圧上昇，血圧下降，不整脈など	●マイルドな透析（膜面積の小さなダイアライザ使用，血流量を下げる，長時間透析） ●高ナトリウム透析 ●高浸透圧の点滴液 ●水分・塩分制限
不整脈	●急激な血圧低下 ●循環器疾患 ●電解質，pHの変動	●胸痛，動悸，胸苦しさ，めまい，血圧低下，顔色不良など	●除水量，血流量を下げる ●モニターで継続的に心電図を確認 ●血中電解質の調整 ●状態に応じ酸素吸入 ●抗不整脈薬の点滴，内服

透析中

	原因	症状	対処
筋痙攣	●不適切な除水 ●血中電解質のアンバランス ●血圧下降	●筋肉のこわばり, つっぱり, 痛み	●保温, マッサージ ●痙攣部位の筋肉を伸展する ●処置は低血圧に準じる
かゆみ	●カルシウム代謝異常による皮膚へのカルシウム沈着 ●尿毒素の蓄積 ●汗腺の働きの衰え ●皮膚の乾燥	●かゆみ, イライラ感	●抗ヒスタミン薬の使用(内服, 外用) ●透析方法の検討(ダイアライザ, HDFなど) ●透析液温を下げる

透析後

- 通院透析の場合, 帰宅可能な状態かを確認しないと, 帰宅途中あるいは帰宅後, 異変をきたす危険性がある. そのため, **表4**の内容をアセスメントし, 異常がないことを確認する.

■表4 透析後のアセスメントポイント

項目	内容
身体側	●バイタルサイン(血圧, 脈拍, 呼吸, 体温) ●起立性低血圧(過除水, 糖尿病性腎症, 高齢者) ●一般状態(頭痛, 悪心, 倦怠感など) ●ドライウェイトの設定, 除水速度が適正か ●シャント音の確認 ●穿刺部や消化管などの出血の有無(抗凝固薬使用のため, 特に注意) ●表情, 顔色, 歩き方, 話し方などの異常の有無
機械側	●イン(食事, 飲水量, 補液), アウト(除水量, 不感蒸泄)のバランスをチェック ●ダイアライザの残血 ●回路内の凝血の有無

在宅血液透析 (HHD)

目的
- 患者,介助者,医療者が一体となって初めて達成できる治療法であり,安全性の確保がまず考慮されなければならない.
- 重篤な事故もなく,安全な在宅療法として,今日,システムが確立されている.安全性の確保のためには教育が重要であり,導入時教育,そして,その後の継続教育が大きなポイントである.
- 患者の就業率も高く,QOLの向上に貢献している.社会的活動を行いながら透析30年の時代へ向かうために,HHDの果たす役割は大きい.HHDは1998年4月に保険化された.全国のHHD患者数は2009年12月末229名,2010年12月末279名と増加している.これは2010年4月の保険改正によるところが大きい.慢性腎不全患者の治療選択肢としてHHDが増加し,発展することが望まれる.

適応
- **HHDの適応基準**
  - 透析者本人が希望し,介助者の同意がある.
  - HHDに影響するような合併症がない.
  - 自己管理ができる.
  - 透析装置,水処理装置の設置場所,材料の保管場所がある.
- **HHDと施設HDとの比較**
  《長所》
  - 家庭生活,社会生活のスケジュールに合わせることができる.透析計画を自由に立てることができる.
  - 社会復帰上,時間的制限がほとんどない.
  - 透析中,家族と接する時間が多くとれる.

  《短所》
  - 家族の理解,協力が不可欠であり,介助者が必要である.
  - 透析に対する知識,技術を習得しなければできない.介助者とともに,一定の教育訓練期間が必要である.
  - 医療スタッフによる直接の対応・指導・観察・処置ができない.緊急時の対応が遅れる場合がある.

> **ココがポイント!** 生命予後,社会復帰率がよく,腎代替療法の選択肢のひとつとして提示できる!

適応
- 給排水および電気工事に費用がかかる．維持費として上下水道代，電気代，配送費（透析液，ダイアライザ）がかかる．

方法
- **HHDの管理体制**
- 医師，看護師，臨床工学技士が関与している．HHDを始めるまでの過程を**図1**に示す．
- 患者は1〜2回/月，管理病院で受診する．
- 管理システムのなかで基本となるものとして，①定期診察，②材料供給，③透析器械，RO装置の維持管理，④緊急時の連絡・対応体制，があげられる．

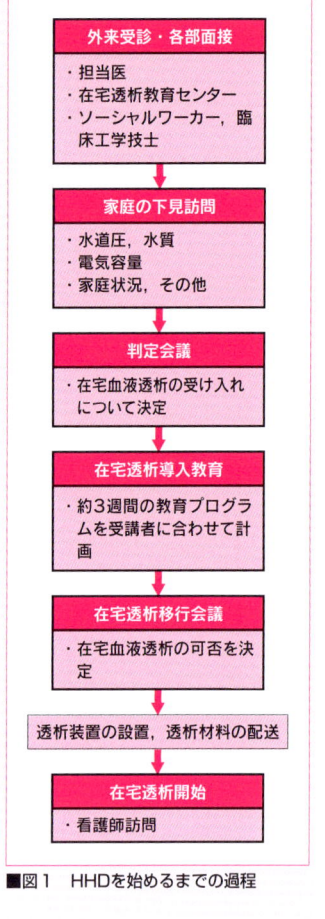

```
┌─────────────────────────┐
│    外来受診・各部面接     │
├─────────────────────────┤
│ ・担当医                  │
│ ・在宅透析教育センター    │
│ ・ソーシャルワーカー，    │
│   臨床工学技士            │
└───────────┬─────────────┘
            ↓
┌─────────────────────────┐
│      家庭の下見訪問       │
├─────────────────────────┤
│ ・水道圧，水質            │
│ ・電気容量                │
│ ・家庭状況，その他        │
└───────────┬─────────────┘
            ↓
┌─────────────────────────┐
│         判定会議          │
├─────────────────────────┤
│ ・在宅血液透析の受け入れ  │
│   について決定            │
└───────────┬─────────────┘
            ↓
┌─────────────────────────┐
│      在宅透析導入教育     │
├─────────────────────────┤
│ ・約3週間の教育プログラ   │
│   ムを受講者に合わせて計  │
│   画                      │
└───────────┬─────────────┘
            ↓
┌─────────────────────────┐
│      在宅透析移行会議     │
├─────────────────────────┤
│ ・在宅血液透析の可否を決  │
│   定                      │
└───────────┬─────────────┘
            ↓
│ 透析装置の設置，透析材料の配送 │
            ↓
┌─────────────────────────┐
│       在宅透析開始        │
├─────────────────────────┤
│ ・看護師訪問              │
└─────────────────────────┘
```

■図1　HHDを始めるまでの過程

●在宅血液透析（HHD）の看護のポイント

導入前

《HHD導入教育に必要な情報の収集とアセスメント》
- HHDを希望する患者と介助者に，医師，看護師，臨床工学技士，ソーシャルワーカーなどの医療関係者が面接を実施する．
- 看護師は，身体状態，精神状態，透析方法，シャント，自己管理状況のほかにHHDや教育の受け止め方，理解力，視聴覚機能の程度，教育期間，患者と介助者間の人間関係などを情報収集する．
- 面接後，HHDの教育を受けるのに適格であるか否かを面接者間で判断し決定する．
- アセスメントを生かして導入教育を計画する．
- 看護師は臨床工学技士とともに患者宅を訪問する．透析機器の設置予定場所や手洗い場などを確認，必要時にアドバイスを実施する．また，家庭状況を把握する．

導入期

《HHD導入教育》
- 家庭で安全・適切に血液透析ができるために必要な教育（知識，技術，態度の学習項目）を実施する．
- テキスト，パネル，模型などを使って患者の五感を生かして習得できるように工夫する（図1）．

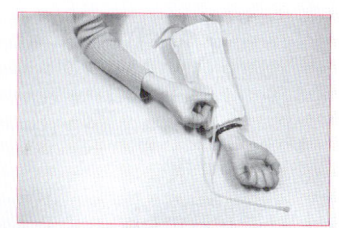

■図1　穿刺の模型

- 患者の体験を引き出し，ほかの患者の体験や新しい情報を交えて伝える．
- 実技はマニュアルに沿って指導者が正しく実施してみせ，患者に模倣させる（図2）．

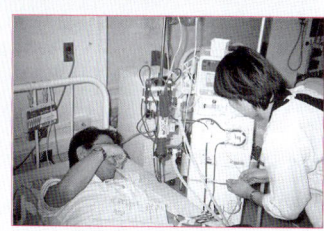

■図2　教育中の風景

- モデルで何度も繰り返し練習し，正しい手順を習得させる．
- 教育を担当する看護師や臨床工学技士はプライマリーでかかわることが望ましい．

導入期
- 定期的に患者,介助者を含めたカンファレンスを実施し,モチベーションの維持と技術習得の程度を確認し合う.
- 患者,介助者それぞれの役割を理解させ,自分の役割を実行させる.
- 医療者は患者,介助者との信頼関係を構築する.

移行期 《HHD導入後の支援》
- 家庭で血液透析を安全・適切に安心して実施できるよう支援する.
- 家庭で透析治療を円滑に行い,生活のなかに組み入れられるよう情報収集や調整をする.
- 正しい自己管理行動の継続を図る.
- 合併症の早期発見に努め,身体状況の安定を図る.
- 患者や介助者が習得した操作を正確に実施し,安全で確実な透析ができているかを確認する.
- 医師,臨床工学技士,管理栄養士などと連携し,チームで患者,介助者をサポートする.
- 新しい医療情報やHHDの情報を提供し,患者や介助者間の交流や情報交換の場を設ける.
- 孤独感や不安の除去に努める.
- 家族の成長発達段階に合わせて,安定した生活が継続できるよう支援する.

離脱期 《HHDの次の治療選択を援助》
- 患者が主体性をもって選択できるように,HHD導入教育時から生涯にわたりできる治療ではないことを説明する.
- HHD治療中に臨時透析を施設で体験させ,施設透析への抵抗感を減らす.
- 将来についての考えなどを確認しておく.
- HHDの継続が困難な事態が発生した場合,患者,介助者,医師,看護師などで話し合い,患者や介助者が納得して新しい治療法が受け入れられるようにする.

腹膜透析 (CAPD)

目的
- 腎不全に陥ったときの腎代替療法のひとつに腹膜透析がある．腹膜透析では，腹腔内に直接1.5〜2Lの透析液を注入し，4〜5回/日の交換を行う．このような腹膜透析の方法をCAPD（持続携行式腹膜透析）という．
- **PDファーストとPDラスト**
  - CAPDには，①残腎機能を維持できる，②心血管系に対する影響が小さい，③在宅でできるので仕事などの社会生活が十分可能となる，などの利点があり，透析療法の導入を，まずCAPDで行い，残腎機能の維持を図ろうとすることをPDファーストとよぶ．
  - 高齢者での透析療法の導入においては，心血管系に負担の少ないCAPDのほうが，HDより愁訴は少ない．また，CAPDは在宅で行うので通院にかかる負担も少なく，高齢者にとってはメリットがある．そして，在宅での死を選ぶことができる．人生の後半での腎代替療法はCAPDで行い，人生を全うする考えをPDラストとよぶ．

方法
- **CAPDカテーテル留置**
  - CAPDを行うためには，透析液（CAPD液）を出し入れするためのカテーテルを腹部に留置する必要がある．
  - 局所麻酔下または腰椎麻酔下で，カテーテルは下肢部正中で腹腔内へ入り，骨盤内ダグラス窩に先端が位置するように留意し，皮下トンネルを通って腹壁皮膚より出てくるように留置する．
  - 最近，SMAP法（段階的導入法）という方法が考案され，PD導入後の出口感染やトンネル感染，腹膜炎の合併が少ないなどの利点が多いためよく用いられている．SMAP法は，カテーテル留置時に出口をつくらず，皮下に埋没させて，いったん術創を閉じる．約4週間後にカテーテル出口を作製し，カテーテルを腹壁皮下より取り出す．

> **ココがポイント！** PDファースト，PDラストに意義あり！

方法

- **CAPD液の注排**
  - バッグ交換という．留置したCAPDカテーテルを通して，CAPD液を腹腔内へ注入し，4～6時間留置する．その後，排液し，再び新しいCAPD液を留置する（**図1**）．4～5回/日のバッグ交換をする．

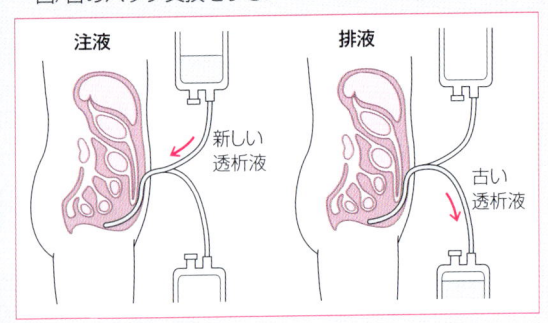

注液　　　　　　　排液

新しい透析液　　　古い透析液

■図1　CAPD液の交換

  - バッグ交換は清潔に行う．CAPDカテーテルの出口部は消毒し，清潔を保つことが，出口部感染，カテーテルトンネル感染，腹膜炎を防ぐこととなる．

- **APD**
  - 自動的にCAPD液の注排を行う装置が開発されており，自動腹膜灌流装置という．この装置を用いて行う腹膜透析をAPDという．

適応

- **CAPDの長所，短所**

《長所》
- 残腎機能の維持が可能で，透析療法導入後の尿量の減少を遅くすることができる．
- 除水がスローペースで血圧の変動がほとんどない．心血管系への負担が小さい．
- 高齢者にとっては身体の負担が少ない腎代替療法である．
- 在宅での治療なので，社会復帰や家事が自由にできる．
- 旅行中も，基本的に医療機関にかかる必要はない．

《短所》
- 残腎機能が消失したり，体格の大きな患者には透析不足となることがある．
- 腹膜炎を生じることがある．

適応
- 腹膜の劣化，硬化をきたし，被嚢性腹膜硬化症（EPS）から腸閉塞となることがある．
- CAPDカテーテルが腹壁に出ているので，美容上不利である．
- 自己管理能力が必要である．

● **CAPD中止基準**
- 除水量の低下，尿毒素除去能が低下したとき．
- 濃いCAPD液を複数回使用せざるをえないとき．4.25%CAPD液は使用しないほうがよく，そのようなときは中止のサインである．
- CAPDの施行期間は約5〜6年とする．長期になるとEPS発症の危険がある．

●腹膜透析（CAPD）の看護のポイント

導入前
- CAPDとその自己管理に対する知識を深め，自己管理できるように指導する（**表1**）．患者ができない場合は，家族などのキーパーソンに指導する．
- カテーテル挿入術は，通常，局所麻酔か腰椎麻酔下で行われる．術後は，コンディショニング*を必要とする場合がある．
- CAPDを行いながら，社会復帰または在宅移行できるよう調整する．
- 試験外泊時に家庭訪問を行い，CAPDを家庭や職場で安全に行えるかを確認する．

■表1　CAPDの自己管理の内容

バッグ交換
カテーテルケア
シャワー，入浴方法
全身状態と水分管理
食事管理
トラブル時の対処方法
日常生活の注意事項
CAPD薬剤・器材の管理

導入期
- 身体的，精神的，社会的に安定した状態でCAPDを継続でき，家族の役割，社会的役割の遂行，自己実現ができるよう支援する．

● **定期外来診察時の援助**（1〜2回/月）
- 問診やCAPDノート（体重，除水量，注排液時間，排液の性状など）から情報収集を行い，体調の把握や自己管理の

*液漏れ，腹部膨満感の防止のため，目標注液量まで徐々に増量すること．

導入期

内容の把握，家庭でのCAPDの状況を確認する．
- バッグ交換や，出口部の観察とカテーテルケアの手技確認をする．
- 全身状態の観察，把握（体重，血圧，採血結果や排液の性状確認，X線写真撮影）を行う．
- 透析液や器材の在庫確認を行う．

- 継続した患者教育を行う．手技や自己管理が自己流にならないように，定期的に指導することが大切である．
- 合併症を起こした場合，原因追求と再指導を行う．
- 精神的サポート，カウンセリングは，孤立感をもたないような配慮が必要である．
- 在宅治療なので，担当の看護師と連絡が取れる24時間オンコール体制が望ましい．
- **CAPD離脱時のポイント**
  - CAPD中止基準（p.41参照）に患者自身が当てはまることを理解できるように指導する．
  - 治療変更に伴う精神的サポートを行う（患者の多くはCAPDの限界を感じながらも，継続を希望しているケースが多い）．

移行・離脱期

- 治療法（HD，腎移植）を変更する必要性を理解・受容し，スムーズに移行できるよう支援する．
- 変更する治療法に関する教育を行う（治療内容や自己管理内容をCAPDの知識を生かして指導する）．
- 腹膜休息（HD併用）を実施する場合，その管理内容を指導する．
- カテーテル抜去までの間，医師の指示に従い腹膜洗浄を行う．

腎移植

目的
- 低下した腎機能を，正常機能の腎臓を移植（図1）することで回復する．

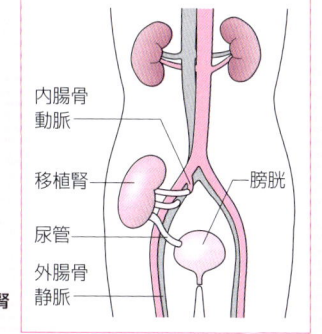

■図1 移植腎の位置

（図中ラベル：内腸骨動脈／移植腎／尿管／外腸骨静脈／膀胱）

適応
- 以前に比べ，小児，高齢者を含め腎移植の適応は拡大されてきている．
- 絶対的な禁忌として，①悪性腫瘍，②治癒が見込めない感染症，③重篤な心血管系合併症・肝障害，がある．
- 以前は禁忌であったABO血液型不適合や，HLA不適合が多い症例も，強力な免疫抑制療法の登場により禁忌ではなくなった．
- 糖尿病性腎症の症例も適応であるが，無痛性心筋梗塞などの心機能低下や末梢循環不全の悪化，免疫抑制薬による糖尿病コントロール悪化や感染症合併など，術後にさまざまな問題が生じる可能性があり，慎重に術前適応を検討する必要がある．

方法
- いちばん重要なことは，移植希望の透析患者に移植医療に関する情報を正確に伝え，手続きを支援することである．
- 生体腎移植に関しては，移植専門医に適応の判断を受ける．

ココがポイント！

透析治療と並び腎不全治療の両輪のひとつ！
患者に必要な情報を適切に提供できるように
スタッフは勉強する必要がある！

方法

- 献腎（死体腎）移植の手続きなど，透析スタッフとして以下のことを最低限理解し，適切に対応する必要がある．

①献腎移植登録システム
- 献腎移植希望患者は，日本臓器移植ネットワークの全国ブロックセンターに登録する．
- 登録希望用紙と登録振り込み用紙が渡され，指定された組織適合検査病院で採血を受ける．
- 登録料が振り込まれた後，正式に移植待機患者として登録される．
- データは年1回更新が必要である．2年間更新手続きがない場合は登録抹消されるため，センターから更新手続きが郵送されてきたときは，必ず返事を出すよう患者に説明し，献腎移植登録から漏れないようにする．

②登録後の準備
- 献腎移植はドナーの発生で突然，候補になるため，移植手術が可能な体調づくりと緊急連絡網の確保を心がけるように指導する．

③献腎移植候補に挙がったときの準備
- ドナーの発生から移植手術までの時間は非常に短いため，心理的準備，社会的準備を普段からしておくことが重要である．仕事や家族などの社会的準備が間に合わずに辞退してしまうケースも少なくない．

④移植後の治療と生活
- 移植後は免疫抑制薬の内服が必要であり，副作用がある．また，透析合併症は必ずしもよくならないこと（アミロイド関節症など），移植腎の生着率は経年的に低下することを事前に説明しておく．
- 長年，定期的に透析施設へ通院していた患者が，移植により生活リズムが変わった際，虚脱感や目標喪失感を感じる場合があり，そのような心理状況の変化に関しても，事前に教育しておくとよい．

薬物療法

■ 腎不全保存期

目的
- 薬剤を用いて腎機能の悪化を予防し,患者のADLを維持する.

適応
- ガイドライン[*1]に則り,治療を進める.
  - 目標値Hb 10.0〜12.0g/dL,Ht 30.0〜33.0%.

方法
《アルカリ化薬》
- 炭酸水素ナトリウム($NaHCO_3$,重曹〔経口〕).アシドーシスの対策.

《経口活性炭吸着薬》
- クレメジン®(経口).腸管循環する尿毒素を吸着低下させ,透析導入を遅らせる.

《ESA製剤》
- エリスロポエチン(エポジン®,エスポー®).
- ダルベポエチン(ネスプ®).副作用として,国内ではESA製剤依存性の高血圧や初回投与後のショックの報告があり,海外ではESA製剤皮下投与時の赤芽球癆の報告がある.

■ 透析期

目的
- 薬剤を用いて透析合併症の予防と治療を行う.

適応
- ガイドラインに則り,治療を進める.
- 目標値Hb 10.0〜11.0g/dL,Ht 30.0〜33.0%,鉄剤投与はフェリチン100ng/mL以下かつトランスフェリン飽和度(TSAT)20%以下[*1].

> **ココがポイント!** 腎排泄性の薬剤は減量の必要があり,血中濃度の測定が重要!

[*1] 日本透析医学会編:2008年度版 慢性腎臓病患者における腎性貧血治療のガイドライン.日本透析医学会雑誌 2008;41(10):661-716.
[*2] 日本透析医学会編:透析患者における二次性副甲状腺機能亢進症治療ガイドライン.日本透析医学会雑誌 2006;39(10):1435-55.

適応
- 目標値リン3.5～6.0mg/dL, カルシウム8.4～10.0mg/dL, インタクトPTH 60～180pg/mL[*2].

方法
《活性型ビタミンD_3製剤》
- ロカルトロール®（経口）, カルシトリオール注（静注）, アルファロール®（経口）.
    - 肝臓ミクロソームで25位の水酸基（OH^-）が, さらに腎臓では1位に水酸基がついて活性型ビタミンD_3として働くが, 腎不全では腎臓での1位の水酸化が障害されるため, 活性型ビタミンD_3が低下し, 腸管からのカルシウム吸収低下, 血中カルシウム濃度低下をきたす.
    - 1α型は血中に入ると肝臓で25位に水酸基が付加され活性型となる.
    - ネガティブフィードバックにより副甲状腺からのPTH分泌を抑制する.
- フルスタン®, ホーネル®（経口）. 側鎖をフッ素基に変更し半減期が長い.

《オキサロール®注（静注）》
- 経口投与では十分な血中濃度（上昇）が得られにくい. 高カルシウム血症が起こりにくく, 高用量投与が可能で効果が高い.

《カルシウム受容体作動薬》
- レグパラ®（経口）. 副甲状腺からのPTH分泌を低下, 骨からのカルシウム, リン動員を低下させ, 血中カルシウム, リン濃度を低下させる.

《高リン血症治療薬》
- リン吸収抑制.
    - カルタン®（経口）. カルシウム負荷によるCVD発症や動脈硬化へ影響する.
    - ホスレノール™（経口チュアブル）. 炭酸ランタン製剤. 作用はカルタン®製剤と同等である.
- リン吸着.
    - レナジェル®, フォスブロック®（経口）. カルシウムを含まないリン吸着薬. 腹部膨満, 便秘, イレウスなどの副作用.
- その他の腎疾患関連薬剤を**表1**に示す.

■表1　その他の腎疾患関連薬剤

分類	薬剤名	作用・用途
副腎皮質ステロイド	プレドニン®	ネフローゼ症候群や腎炎などで炎症を抑え，尿蛋白を軽減
免疫抑制薬	サンデュミン®	ネフローゼ症候群や腎炎などで炎症を抑え，尿蛋白を軽減
抗血小板薬	ペルサンチン®，パナルジン®，ドルナー®	血流を改善し腎障害を軽減，シャントの保護など
カルシウム拮抗薬	アダラート®CR，ノルバスク®（アムロジン®OD）	血管を拡張させて血圧を低下
ACEI	レニベース®	血圧上昇物質のレニン産生を抑え，血圧を低下
ARB	ニューロタン®，ブロプレス®，ディオバン®	AT_1受容体を選択的に抑制して，血圧を低下
α・β遮断薬	カルデナリン®	神経系の働きを抑え，血圧を低下
アルドステロン受容体阻害薬	セララ®	副腎のアルドステロン受容体をブロックし，ナトリウム貯留作用を阻害
高尿酸血症治療薬	ザイロリック®	尿酸合成を阻害，血清尿酸値を低下
高脂血症治療薬	リピトール®，クレストール®	血清脂質低下作用と臓器保護作用（スーパースタチン）
高カリウム血症治療薬	アーガメイトゼリー®，カリメート®，ケーキサレート®	イオン交換樹脂で血清カリウムを低下
鉄剤（ヘム鉄）	フェジン®，フェロミア®	ESA製剤投与中の鉄欠乏性貧血の治療
漢方薬	柴苓湯	尿蛋白を軽減
	芍薬甘草湯	透析時，下肢痙攣の予防
	葛根湯	感冒，冷えの改善
	麻黄附子細辛湯	高齢者の感冒の改善
	大建中湯	腸管の蠕動運動の改善
	大黄末	下剤

●薬物療法の看護のポイント

投与前
- 患者（高齢者の場合は家族）にそれぞれの薬の目的，作用，内服方法，副作用について十分に理解できるように説明する．特に透析治療との関連で服薬方法が変わる場合は注意する．
- 飲み忘れや自己判断にて服用の中止をしないように指導する．
- 指示された服用が困難な場合は，家族に協力を依頼する．独居の高齢患者に対しては，服薬できるような工夫と社会資源（ホームヘルパーなど）の活用を行う．
- 市販薬やサプリメントの服用は，医師や薬剤師に相談するように指導する．

投与中・後

《高リン血症治療薬》
- 沈降炭酸カルシウム：炭カル錠®，カルタン錠®，レナジェル錠®．
  - 炭酸カルシウムは，食事の直前，食事中もしくは食直後に服用する．食物が胃の中にあるうちでないと，ほとんど効果がないため，服用時間に注意する．
  - レナジェル錠®は，便秘，腹痛，腹部膨満などの消化器症状の副作用が出やすいので，十分に観察して重篤にならないように注意する．

《活性型ビタミンD_3製剤》
- アルファロール®，ロカルトロール®，オキサロール®，フルスタン®．
  - 内服薬（アルファロール®，ロカルトロール®）の場合，胃内容物がないときは体内に吸収されにくいために，食後に服用する．
  - 副作用として発疹，かゆみなどの副作用がある．
  - 定期的にカルシウムとリン値をチェックし，医師に報告する．

《利尿薬》
- ラシックス®，オイテンシン®，フルイトラン®．
  - 腎不全保存期～透析導入後の尿量がある時期に服用する．夜間に服用すると排尿のため不眠になる場合があるため，服用時間に注意する．
  - 尿量をチェックし，効果をみていく．

投与中・後

《カリウム吸着薬》
- カリメート®, ケイキサレート®, アーガメイトゼリー®.
  - 高カリウム血症で服薬しないですむように, 食事でコントロールする.
  - 薬のタイプによっては飲みにくいため飲水量が増える, 副作用として便秘になりやすいなどのデメリットがある.

《ESA製剤》
- エポジン®, エスポー®, ネスプ®.
  - 投与により赤血球がつくられ鉄欠乏になるために, データをチェックし, 医師に報告する.
  - 副作用として, 血圧の上昇や頭痛がみられるため, 十分な観察を行う.

《降圧薬》
- 降圧薬は種類が多く, 作用の異なる降圧薬を数種類併用するため, 決められた時間に正しく服用するように指導する.
- 透析日の降圧薬服用で透析中に血圧低下になる場合があり, 透析日と非透析日とで降圧薬を調節する場合がある.
- 患者に血圧や脈拍を測定し, 記録するように指導する

《抗凝固薬》
- ヘパリン, 低分子ヘパリン, フサン®. 透析の終了後, 3〜6時間は薬の作用が持続しているために, 打撲, 外傷, 転倒などに注意する.

《抗血小板薬》
- パナルジン®, プレタール®, バファリン®(81mg錠), バイアスピリン®. 抗血小板作用があるため, 抜歯や出血を伴う検査（内視鏡など）の予定がある場合は担当医師に申し出る.

《ワルファリン（ワーファリン®）》
- 血液の凝固にかかわるビタミンKと拮抗する作用があるため, ビタミンKを多く含む食品（納豆, モロヘイヤなど）の摂取量には注意する.
- 定期的な血液検査により服用量が決定される.

《昇圧薬》
- リズミック®, メトリジン®, ドプス®, カフェイン. 透析前〜後の血圧が下降する時間に合わせて服用する. 薬剤によって効果が出る時間が異なるので服用時間に注意する.

薬物療法

食事療法

目的
- 腎不全保存期では，腎機能を維持することが主な目的である．
- 透析期では，合併症を予防しながら，栄養状態を良好に保つことが目的である．

適応
- 基礎疾患別の食事内容はガイドライン[*1]を基準とする．
- 摂食状況と栄養調査は常に重要であり，医師，看護師，管理栄養士などからなるNST活動では，治療開始前および経過中に栄養評価（問診，身体計測，臨床検査）を行い，適切な栄養管理を指導する（**表1**）．

■表1　栄養評価の指標

①問診（体重変化，食物摂取状況，消化器症状，身体機能障害，疾患によるストレス）
②身体計測 　身長，体重，BMI（体重 [kg] / (身長 [m])^2），％標準体重，体重変化率，上腕周囲長，上腕筋囲，皮下脂肪厚の計測
③血液生化学的栄養指標 　血清蛋白（アルブミン，トランスフェリン，プレアルブミンなど）
④MF-BIA法による脂肪・筋肉・水分量の測定

方法

- **腎不全保存期**
  - 蛋白制限（0.6〜0.8g/kg/日，高窒素血症を防ぐ）．
  - 減塩6g/日未満（高血圧と浮腫の予防）．
  - カリウム制限1,500mg未満（血清カリウム6.0mEq/L以上の場合）．

- **透析期**
  - 透析導入時は食欲不振と同時に異化亢進状態で経腸経管栄養が必要なことがある．
  - 維持透析期の平均的な食事内容（**表2**）は，十分なエネルギー摂取（異化亢進を防ぐ），減塩（高血圧と過剰な水分

> **ココがポイント！** 水溶性ビタミンやエネルギー代謝に必要なカルニチンなども透析で除去されていることに注意！

[*1] 日本腎臓学会編：腎疾患患者の生活指導・食事療法に関するガイドライン．日本腎臓学会誌 1997；39（1）：18-24．

方法 の予防),高カリウム血症予防,高リン血症予防.

■表2 維持透析期の1日の食事内容

エネルギー[kcal]＝標準体重×(30〔透析導入期〕～35〔維持透析期〕)(簡易式)
標準体重 [kg]＝(身長 [m])²×22
蛋白質量 [g]＝標準体重×(1.0～1.2)
目標食塩相当量 [g]＝6前後
水分量 (mL)＝標準体重×15
カリウム量 (mg)＝1,500～1,800
リン量 [mg]＝700～800

- より正確には,1日の必要エネルギー量は**表3**の式で算出される

■表3 1日の必要エネルギー量

必要エネルギー量 (TEE)＝(身長,体重などから求めた)基礎エネルギー消費量×活動係数×ストレス係数
基礎エネルギー消費量 (BEE) はHarris Benedictの (推定) 式で算出 Harris Benedictの式 [kcal/日] ＝66.47＋1.375×体重 [kg]＋5.0×身長 [cm]－6.76×年齢 (男) 655.1＋9.56×体重 [kg]＋1.85×身長 [cm]－4.68×年齢 (女)
活動係数＝1.0～1.1 (寝たきり), 1.2 (ベッド上安静), 1.3 (ベッド以外での活動), 1.5 (やや低い), 1.7 (適度), 1.9 (高い)
ストレス係数＝普通 (1.0), 手術 (1.1〔軽度〕,1.2〔中等度〕,1.8〔高度〕), 外傷 (1.35〔骨折〕,1.6〔頭部外傷でステロイド使用〕), 感染症 (1.2〔軽度〕, 1.5〔中等症〕), 熱傷 (1.5〔体表面積の40%〕, 1.95〔体表面積の100%〕), 癌 (1.1～1.3), 体温 (36℃から1℃上昇ごとに0.2増加)

食事療法

●食事療法の看護のポイント

治療前

- **透析食の目的**
  - 健康の維持・増進と長期に安定した生活を送るために透析や食事管理不良による合併症を予防することである.

- **透析食のポイント**
  - 栄養バランスのとれた食事摂取.
  - 十分なエネルギー摂取.
  - 塩分,水分,カリウム,リンの制限.
  - 適切な蛋白質の摂取.

治療中

- **食事指導時のアセスメント項目**
  - 表1に沿ってアセスメントし,問題点を明らかにする.

■表1 食事管理に関するアセスメント内容

身体的側面
● 検査データ(BUN, UA, Na, K, IP, TP, Alb, Ht, Hb, インタクトPTH, Zn, KT/V, PCR, %CGRなど) ● 糖尿病性腎症の場合(血糖値, HbA1C) ● 食事内容,摂取量,回数,食欲 ● 導入期か維持期か(尿量) ● 体重増加量と身体症状,血圧の変動 ● 患者の嗜好,これまでの食習慣 ● 味覚障害,咀嚼障害などの有無

心理的側面
● 透析の受け止め方(患者の認知や感情) ● 食事制限に関する患者の認知や感情 ● 指導,教育の必要性に関する患者の気持ち ● 患者の不安な内容 ● 指導,教育に対する理解力,知識の程度

社会的側面
● 患者背景(年齢,家族構成など),環境 ● 協力体制(キーパーソン,社会資源など) ● 経済状態,就労状況,生活状況

- **指導時の工夫点**
  - 食事指導は,できるだけ家族とともに行い,メニュー,調味料の塩分量,食品中の成分含有量などの比較,実物大の写真や食品モデルを用いるなど視覚的に理解を深める.
  - 調理実習などで知識と体験が結びつくように指導する.
  - 患者の理解力や知識に合わせた指導内容を工夫する.
  - 厳しい制限の範囲内でおいしく食べられる工夫を患者とともに考える.

治療中

- 調味料や香辛料の上手な活用方法（**表2**）や塩分，リン，カリウムの含有量が少ない食品の選び方を指導する．

■表2　調味料の塩分量（小さじ⇒小，大さじ⇒大と略す）

調味料名	塩分1gの目安量		調味料名	塩分1gの目安量	
食塩	◐	小1/5	味噌	●◐	小1＋1/2
醤油	●	小1	ドレッシング	●●	大1＋小1
減塩醤油	●●	小2	ケチャップ	●●	大2
ソース	●●	小2	マヨネーズ	●●●●	大2＋小2

- 葛藤などの心理的問題へは，患者の気持ちを傾聴するよう努める．

問題点に対する対策・指導内容（表3）

■表3　主な問題点に対する対策・指導内容

問題点	考えられる状況	対策・指導内容
食塩の過剰摂取	● 口渇，体重増加 ● 高血圧 ● 心不全	● 調味料，香辛料，酸味などで味付けを工夫 ● 加工食品を避ける ● 調理方法，食べ方の工夫
水分の過剰摂取（体重増加量が多い）	● 透析中の血圧下降 ● 心不全 ● 心血管系障害	● 食材に含まれる水分量 ● 水分が多い食品やメニューの重複摂取を避ける ● 水分摂取の工夫
カリウムの過剰摂取（高カリウム血症）	● 不整脈，心停止 ● 透析不足	● 含有量の多い食品は控える ● 調理方法の工夫 ● 十分な透析
リンの過剰摂取（高リン血症）	● 過剰な蛋白質摂取 ● 二次性副甲状腺機能亢進症などの合併症	● 蛋白質の適切量の摂取 ● 含有量の多い食品は控える ● リン吸着薬の正しい服用 ● 低リン食を利用
買い物，調理ができない	● 低栄養状態 ● 抵抗力低下 ● 心不全	● 弁当，食材の宅配利用 ● ヘルパーなどを活用
外食が多い	● 塩分，リン値上昇に伴う症状 ● 内服忘れ	● 外食の特徴を理解する ● 1日の食事で調整 ● リン吸着薬の正しい服用
食欲がない	● 低栄養状態 ● 抵抗力低下 ● 溢水（心不全） ● 高カリウム血症	● 嗜好に合う食事の工夫 ● 酸味，香辛料，油を活用 ● 補助食品の紹介
カロリー過剰摂取	● 脂質異常症 ● 動脈硬化	● 脂肪を過剰摂取しない献立 ● 積極的に消費（運動）

食事療法

運動療法

目的
- 腎不全保存期においては，過度の運動負荷が腎疾患に悪影響を及ぼすことが報告されている．保存期においては，その病期ごとに適切な運動制限を行うことで，腎機能の悪化を遅らせることが重要である．
- 透析期においては，ADLを維持し，生活習慣病の予防や心肺機能の維持のため，適切な運動を行うことが必要である．

適応
- すべての腎不全保存期，透析期の患者が対象であるが，患者個々の病状や合併症を考慮する必要がある．

方法
- 保存期の生活指導に関しては，日本腎臓学会作成のガイドライン*を参考にする（表1, 2）．このガイドラインは，腎疾患とその病期ごと，合併症の有無により，きめ細かく運動負荷の制限を設定している．

■表1　慢性腎炎症候群の生活指導

病期	蛋白尿1g/日未満		蛋白尿1g/日以上	
	高血圧（−）	高血圧（＋）	高血圧（−）	高血圧（＋）
腎機能正常	E	E	E	D
腎機能軽度低下	E	D	D	C
腎機能中等度低下	D	D	D	C
腎機能高度低下	D	C	C	C
腎不全期	C	C	C	B
尿毒症期	B	B	B	B

A〜Eについては表2の指導区分を表す．
（日本腎臓学会編：腎疾患患者の生活指導・食事療法ガイドライン．日本腎臓学会誌 1997；39（1）：11より）

- 透析期の運動療法に関しては，患者の年齢や病状を考慮し，徐々に運動負荷を上げていく方法が各施設で行われている．
- 透析中に運動負荷を加える取り組みも一部の施設で行われている．

> **ココがポイント！** 患者はさまざまな合併症を抱えており，負荷量は主治医に相談！

*日本腎臓学会編：腎疾患患者の生活指導・食事療法ガイドライン．日本腎臓学会誌 1997；39（1）：8-14．

■表2 成人の指導区分表

A：安静（入院，自宅）	
通勤・通学	不可
勤務内容	不可（要休養）
家事	不可
学生生活	不可
家庭・余暇活動	不可
B：高度制限	
通勤・通学	30分程度（短時間，できれば車）
勤務内容	軽作業，勤務時間制限，残業・出張・夜勤不可（勤務内容による）
家事	軽い家事（3時間程度），買い物（30分程度）
学生生活	教室の学習授業のみ，体育は制限，部活動は制限，ごく軽い運動は可
家庭・余暇活動	散歩，ラジオ体操程度（3〜4メッツ以下）
C：中等度制限	
通勤・通学	1時間程度
勤務内容	一般事務，一般手作業や機械操作では深夜・時間外勤務・出張は避ける
家事	専業主婦，育児も可
学生生活	通常の学生生活，軽い体育は可，文化的な部活動は可
家庭・余暇活動	早足散歩，自転車（4〜5メッツ以下）
D：軽度制限	
通勤・通学	2時間程度
勤務内容	肉体労働は制限，それ以外は普通勤務，残業・出張可
家事	通常の家事，軽いパート勤務
学生生活	通常の学生生活，一般の体育は可，体育系部活動は制限
家庭・余暇活動	軽いジョギング，卓球，テニス（5〜6メッツ以下）
E：普通生活	
通勤・通学	制限なし
勤務内容	普通勤務，制限なし
家事	通常の家事，パート勤務
学生生活	通常の学生生活，制限なし
家庭・余暇活動	水泳，登山，スキー，エアロビクス

安静時酸素消費量〔3.5mL/kg/分〕を1メッツとする．
（日本腎臓学会編：腎疾患者の生活指導・食事療法ガイドライン．日本腎臓学会誌 1997；39(1)：8より）

●運動療法の看護のポイント

運動前

1. 患者指導
- 以下にあげた運動療法の効果を患者に説明し、運動を行う意欲と意識の向上を図る.
  - 透析患者は代謝の低下によって筋力や体力の低下があるため、それを改善する.
  - 日常生活のQOL向上や社会復帰のためだけでなく、体力保持・増進、代謝面での改善がみられ、精神・心理面によい影響をもたらす.
  - 個々の患者により、体力の回復を目的にするのか、体力保持・増進を目的にするのかなど、運動の必要性と目標を明らかにする.

2. 運動療法の実施
- 運動療法の実際は、以下のようなものがある. 高齢者や透析導入直後は、第1段階 (日常生活のなかでの運動) は患者自身の自覚症状にて判断し、第2段階 (屋外のトレーニング) からは医師の許可を得てから開始する.

- **第1段階 (日常生活のなかでの運動)**
  - 意識的に体を動かす (散歩, 買い物, 掃除, 洗濯, 庭掃除, 家庭菜園など).
  - テレビやラジオで放映されている体操番組に合わせたもの.
  - ストレッチング (家庭でできる簡単な体操).

- **第2段階 (屋外のトレーニング)**
  - 週3日・30分/日程度の歩行・ジョギング・自転車.

- **第3段階 (スポーツ)**
  - 好みのスポーツをすることで、持久力の向上を図る.
  - 水泳, 山歩き, ゴルフ, テニスなど.

3. 運動前の注意点
- 患者の身体状況をアセスメントし、医師の指示を受ける.
  - 性別, 年齢, 透析歴, 原疾患, 合併症の有無, 循環器疾患の症状と既往歴, 心機能.
  - 運動直前、以下のような体調のときは中止する.
    ①透析不足で尿毒症状態.
    ②最高血圧180mmHg以上、または最低血圧100mmHg以上.

運動前

③普段より血圧が高すぎるか，低すぎる．
④安静時脈拍が120拍/分以上．
⑤普段より脈拍が多すぎるか，少なすぎる．
⑥運動前に動悸，息切れがある．
⑦発熱している．

- 心疾患（心不全，透析心，不整脈），感染症，重度の骨・関節障害などでは禁忌である．

運動中・後

運動療法

1. 運動の進め方
- 軽度の運動から徐々に始め，一度に強い運動を行うより，弱い運動を数回に分けて行う．
- 運動中に話ができる程度，また翌朝に疲れを残さない程度にする．
- 運動は自分のペースで行う．
- 仲間と話しながら続けられる運動を選ぶ．
- 運動中や終了後に苦痛を覚えない運動を選ぶ．
- 翌朝に疲労や運動の後遺症が残らない運動を選ぶ．

2. 注意事項
- 運動の途中で体調が悪くなったら無理をしないで中止する．
- 運動前後に必ず準備体操，整理体操を行う．
- 動きやすい服装で行う．
- 炎天下や長時間の運動の場合には水分を補給する．
- 寒冷時には保温に努める．
- 栄養や睡眠時間を十分にとる．
- 体調の悪いときは中止する．
- シャントの閉塞のおそれがあるため，圧迫したり叩いたりしないように十分注意する．
- 水分管理の悪い人は運動を控える（体重増加が著しいと，強度の運動負荷により，心不全を引き起こすことがある）．
- 関節の痛みがある場合は，痛みが出ない範囲で行う（痛みをがまんし，無理をすると関節の痛みが増悪することがある）．

3. 糖尿病性腎症の透析患者の運動
- 重度の糖尿病性網膜症と足壊疽がある場合，運動は禁忌．
- 運動の強さを最大酸素摂取量（VO_2 max）の40％くらいからはじめて，段階的に時間をかけて強くしていく．
- 低血糖を予防するために，食後30分〜1時間くらいで非透析日が望ましい．

運動中・後

- 注意点としては，足の手入れを行うこと．運動前は傷の有無の確認，爪や皮膚の色の観察，正しい運動靴の選択を行い，運動後は足を清潔に保つ．
- 激しい運動は，低血糖発作や眼底出血，末梢神経障害を進行させるおそれがあるために避ける．
- 運動前後に血圧を測定し，血圧の変動に注意し，起立性の低血圧を予防する．

4.高齢者透析患者の運動

- 一般的な注意事項に加え，以下のことに注意する．
  - バランス能力の低下などで転倒しやすいので注意する．
  - 自覚症状が乏しいので，無理をしない．
- 要介護にならないように，筋力を強くする日常の簡単な体操例を以下にあげる．

①開眼片足立ち（図1）

- 左右1分間ずつ，1日3回．
- 転倒しないように，必ずつかめる物がある場所で行う．
- 床につかない程度に片足を上げる．

②スクワット（図2）

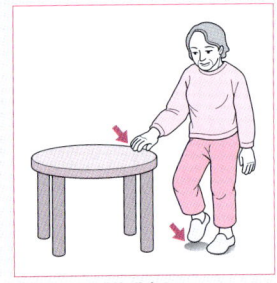

- 5，6回繰り返す．1日3回．
- いすに腰かけるようにお尻をゆっくり下ろす．
- お尻を軽く下ろすところから始めて，ひざは曲がっても90°を超えないようにする．

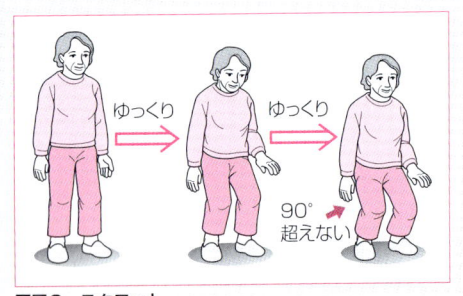

■図1　開眼片足立ち

■図2　スクワット

4 症状とその対処法

- 意識障害
- 筋痙攣
- 悪心・嘔吐
- 呼吸困難
- 痛み
- 浮腫
- かゆみ
- 血圧下降・上昇

意識障害

```
直ちにドクターコール
      ↓
呼吸・脈拍の確認，JCS評価
      ↓
┌─────────────┬─────────────┐
心肺停止あり      心肺停止なし
    ↓         バイタルサイン，心電図，
   CPR        パルスオキシメーター，
              血液ガス，血糖値
                  │
                  ├─ 血圧低下を伴う
                  │
                  ├─ 発熱
                  │
                  ├─ 不整脈
                  │
                  ├─ チアノーゼ，湿性ラ音，
                  │  全身・下肢の浮腫がある
                  │
                  └─ 血糖値の異常
```

アルゴリズム

意識障害

- 急激または過剰な除水 → 循環血液量の急激な減少に伴う脳虚血
- 出血（消化管出血，ブラッドアクセスからの出血，回路からの出血など） → 循環血液量の急激な減少に伴う脳虚血

- 透析開始直後 → 透析器材の生態不適合 → アナフィラキシーショック
- 薬剤（抗生物質など）の使用直後 → アナフィラキシーショック

- 敗血症 → 感染性ショック
- エンドトキシン血症 → 感染性ショック

- 高Ca血症，高K血症，低K血症など電解質異常
- 重症不整脈 → 心臓ポンプ作用の失調 → 低酸素血症／循環器疾患
- 肺うっ血，肺水腫 → 低酸素血症

- 糖尿病性昏睡
  低血糖性昏睡

発生機序

- 意識障害は脳の病変のみでなく，**表1**の中枢性・代謝性に示したように多種多様であり，生命の危機に直結するような重大な病態がからんでいる．
- 透析患者においては，高血圧，動脈硬化など，さまざまな合併症を併発しているため，容易に心不全，虚血性心疾患，脳血管障害，感染症などの重篤な状態に陥りやすく，意識障害を引き起こしやすい状況にあるといえる．

■表1　意識障害の検査と原因

検査（原因の検索）
血液検査，尿検査，心電図，脳血管造影，CTスキャン，XP，エコー，髄液検査，脳波など

原因

中枢性
頭部外傷（硬膜下血腫，硬膜外血腫，脳震盪，脳挫傷など），脳血管障害（脳出血，くも膜下出血，脳梗塞，TIAなど），感染（髄膜炎，脳炎など），脳腫瘍，機能障害（てんかんなど）

代謝性
肺性脳症（呼吸不全，CO_2ナルコーシス，肺水腫，窒息など），循環不全（ショック，心不全，不整脈など），糖代謝異常（高血糖，低血糖），肝不全（高アンモニア血症），腎不全（電解質異常，尿毒症），内分泌疾患（甲状腺クリーゼなど），体温調節障害（低体温，高体温），外因性中毒（薬物，アルコールなど），精神疾患（ヒステリーなど）

判断基準

- **意識の観察**：ジャパンコーマスケール（JCS，**表2**），GCS，AVPUで評価．

■表2　ジャパンコーマスケール（3-3-9度方式）

Ⅲ：刺激をしても覚醒しない状態
300：痛み刺激に反応しない 200：痛み刺激で少し手足を動かす，顔をしかめる 100：痛み刺激に対し，払いのけるような動作をする

Ⅱ：刺激をすると覚醒するが，刺激をやめると眠り込む
30：痛み刺激を加えつつ呼びかけを繰り返すとかろうじて開眼する 20：大きな声または体を揺さぶることにより開眼する 10：普通の呼びかけで容易に開眼する

Ⅰ：刺激しないでも覚醒している状態
3：自分の名前，生年月日が言えない 2：見当識障害がある 1：だいたい意識清明だが，今ひとつはっきりしない

R：不穏，I：失禁，A：自発性喪失

判断基準

- **バイタルサインチェック**：気道，呼吸，脈拍，体温の確認.
- 前駆症状の有無.
- **心電図モニター**：重症不整脈の有無.
- パルスオキシメーター，血液ガス.

対処方法

1. ドクターコール，スタッフを招集
- 意識障害がみられた場合，生命を脅かす危険な状況が体内で起きているため緊急性が高い．ただちにドクター，スタッフを招集しながら，呼吸，脈拍の確認を行う．

2. 呼吸の確認
- 意識がない場合，舌根沈下の可能性が高いため，気道を確保（頭部後屈顎先挙上）し，呼吸の観察（見て，聞いて，感じて）を行う．呼吸の深さと回数を確認し，ただちに酸素投与を行う．
- **異常呼吸**：チェーン・ストークス呼吸，クスマウル呼吸，過換気，無呼吸など．

3. 循環の観察
- 脈の触知は，頸動脈，橈骨動脈，大腿動脈などで行う．収縮期圧が60mmHgあれば頸動脈で触知できるが，触知不能であればただちにCPRを開始する．心電図モニターで，VFまたは無脈性VFの場合もただちにCPRを開始する．
- **CPR**：前胸部の圧迫位置を決め，1分間に100回くらいの速さで30回の前胸部圧迫を行う．指は胸から浮かせ，心臓マッサージを行う腕は，肘をまっすぐに伸ばすようにする．自分の体重をかけ，胸が4～5cmへこむように圧迫する．胸骨圧迫30回＋人工呼吸2回を繰り返す．

4. 透析中に意識障害が生じた場合
- 呼吸，脈拍の確認をし反応がない場合は，気道確保，酸素投与を行い，時間除水量を0にし血流量を下げる，生理食塩液の急速注入（低血圧の場合），心電図モニター装着，バイタルサインの確認を行う．
- 心肺停止または意識障害が改善しない場合は，ただちに返血を行う．抜針は，静脈路確保のため行わない場合があるので医師に確認する．

意識障害

筋痙攣

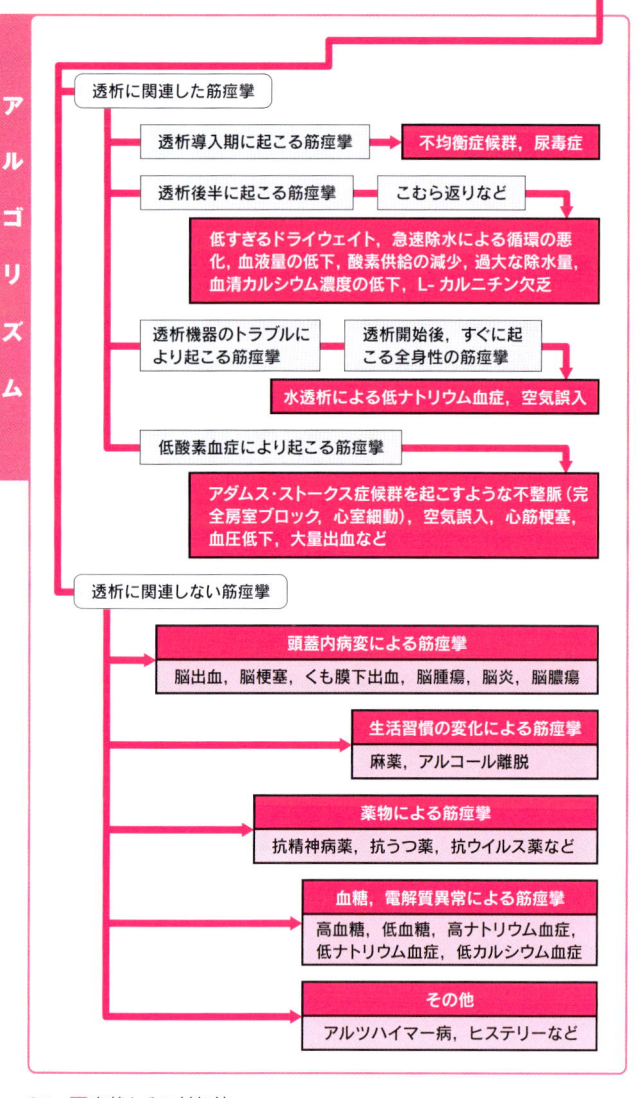

アルゴリズム

- 透析に関連した筋痙攣
  - 透析導入期に起こる筋痙攣 → **不均衡症候群，尿毒症**
  - 透析後半に起こる筋痙攣 → こむら返りなど
    - **低すぎるドライウェイト，急速除水による循環の悪化，血液量の低下，酸素供給の減少，過大な除水量，血清カルシウム濃度の低下，L-カルニチン欠乏**
  - 透析機器のトラブルにより起こる筋痙攣 → 透析開始後，すぐに起こる全身性の筋痙攣
    - **水透析による低ナトリウム血症，空気誤入**
  - 低酸素血症により起こる筋痙攣
    - **アダムス・ストークス症候群を起こすような不整脈（完全房室ブロック，心室細動），空気誤入，心筋梗塞，血圧低下，大量出血など**

- 透析に関連しない筋痙攣
  - **頭蓋内病変による筋痙攣**
    脳出血，脳梗塞，くも膜下出血，脳腫瘍，脳炎，脳膿瘍
  - **生活習慣の変化による筋痙攣**
    麻薬，アルコール離脱
  - **薬物による筋痙攣**
    抗精神病薬，抗うつ薬，抗ウイルス薬など
  - **血糖，電解質異常による筋痙攣**
    高血糖，低血糖，高ナトリウム血症，低ナトリウム血症，低カルシウム血症
  - **その他**
    アルツハイマー病，ヒステリーなど

| 発生機序 | ・全身または身体の一部の筋肉の不随意かつ発作性の収縮をいう．
・分類は多種多様であるが，大きくは全身性筋痙攣と部分的筋痙攣に分けられる．
・筋肉の動きには，血液中のカルシウム，マグネシウム，ナトリウム，カリウム，水分量などが影響している．透析によって血液中のカルシウム，マグネシウムが低下する電解質の変動や，除水による筋肉組織内の水分，ナトリウムが減量し，筋肉の血管が縮むと筋の刺激性が高まり，筋肉が収縮する． |
|---|---|

| 判断基準 | ・症状の発生は透析時のみなのか，非透析時にも発生しているのかどうかを確認する．また，既往歴の確認も行う．
・透析時に発生した場合は，発生部位，時間，痙攣の程度を観察する．

●透析に関連した筋痙攣
　●こむら返りと不均衡症候群がある．
　●こむら返りは下肢に起きることが最も多い．しかし，透析後半の除水が進んだときに上肢あるいは体幹の筋肉にも発生することもある．また透析導入期などには，尿毒症があり，脳浮腫や電解質異常が著しく，頭痛や全身性の筋痙攣を起こすことがある．さらに透析患者は，薬剤が体内に蓄積しやすく薬物性の筋痙攣を起こすこともある． |
|---|---|

| 対処方法 | **1. 症状出現時の対処**
①いったん除水を止め，血流を下げてから血圧測定をする．
②症状が改善されない場合は，生理食塩水を補液する．
③筋肉の循環を改善させるために，痙攣部に温罨法やマッサージを行う．
④低カルシウム血症があれば，カルシウム製剤や透析液の調整を行う．

2. 予防のための対処
●透析導入期に起こる筋痙攣
　●透析方法の検討
　　●膜面積の小さいダイアライザで行う．
　　●血流量，透析液流量を通常よりも小さくする．
　　●短時間頻回透析を行う．
　　●高浸透圧薬を使用する． |
|---|---|

対処方法

- **心身の安静**
  - 安楽な体位の工夫や声かけを行い，リラックスできるような環境をつくる．
- **透析後半に起こる筋痙攣**
  - **透析方法の検討**
    - ドライウェイトが適切かを検討する．
    - 除水方法を検討する．
    - 高ナトリウム透析を検討する．
  - **薬剤の使用**
    - 漢方薬の使用を検討する．
- **透析機器トラブルにより起こる筋痙攣**
  - 透析液供給装置と濃度計の点検，確認を行う．
- **低酸素血症により起こる筋痙攣**
  - 透析患者では，心疾患を合併していることが多く，循環血液量や電解質バランスの異常などにより不整脈を起こしやすい．心電図モニターでの監視を行い，心室細動，心室頻拍を認めた場合は速やかな対処が必要である．
- **その他**
  - 低血糖でも筋痙攣は起こるので，インスリン使用患者などでは血糖値を確認する必要がある．
  - 二次性副甲状腺手術後は，血液中のカルシウムが低下するため，カルシウム，リンの補正を適切に行う．

3. 患者指導

- 体重管理，血圧管理の指導をする．
- 急な体位変換などで誘発しないように指導する．
- 筋肉疲労，睡眠不足が残らないような仕事や日常生活の過ごし方の指導をする．

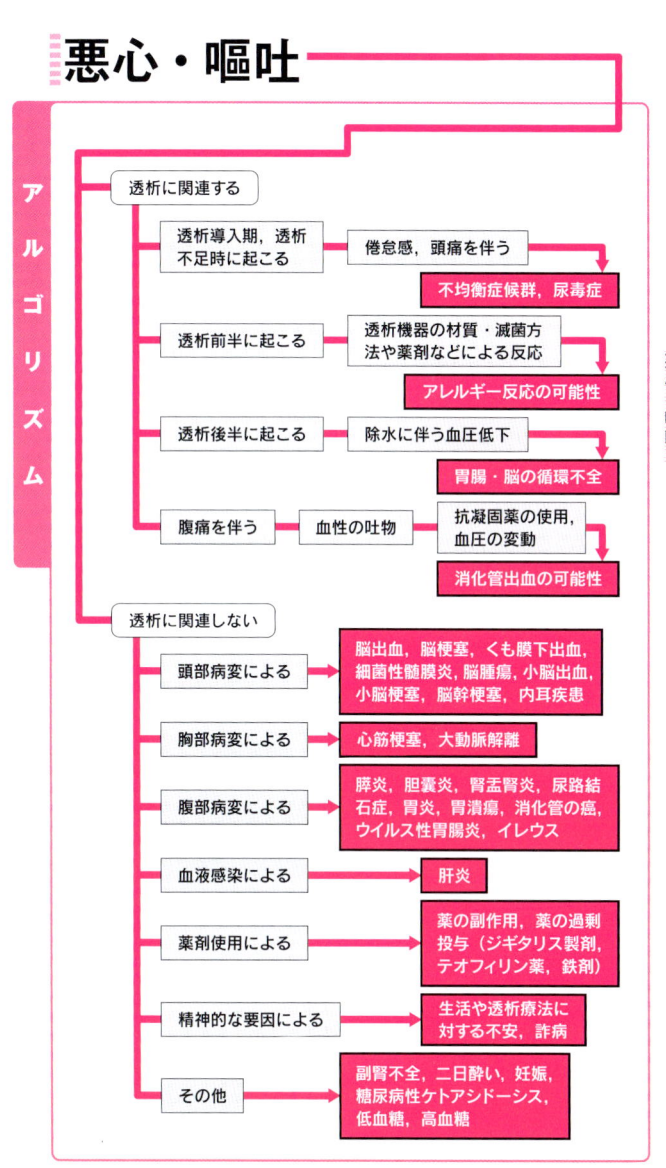

悪心・嘔吐

アルゴリズム

- 透析に関連する
  - 透析導入期, 透析不足時に起こる → 倦怠感, 頭痛を伴う → **不均衡症候群, 尿毒症**
  - 透析前半に起こる → 透析機器の材質・滅菌方法や薬剤などによる反応 → **アレルギー反応の可能性**
  - 透析後半に起こる → 除水に伴う血圧低下 → **胃腸・脳の循環不全**
  - 腹痛を伴う → 血性の吐物 → 抗凝固薬の使用, 血圧の変動 → **消化管出血の可能性**

- 透析に関連しない
  - 頭部病変による → **脳出血, 脳梗塞, くも膜下出血, 細菌性髄膜炎, 脳腫瘍, 小脳出血, 小脳梗塞, 脳幹梗塞, 内耳疾患**
  - 胸部病変による → **心筋梗塞, 大動脈解離**
  - 腹部病変による → **膵炎, 胆嚢炎, 腎盂腎炎, 尿路結石症, 胃炎, 胃潰瘍, 消化管の癌, ウイルス性胃腸炎, イレウス**
  - 血液感染による → **肝炎**
  - 薬剤使用による → **薬の副作用, 薬の過剰投与（ジギタリス製剤, テオフィリン薬, 鉄剤）**
  - 精神的な要因による → **生活や透析療法に対する不安, 詐病**
  - その他 → **副腎不全, 二日酔い, 妊娠, 糖尿病性ケトアシドーシス, 低血糖, 高血糖**

悪心・嘔吐

発生機序

- 嘔吐の中枢は延髄にあり,網様体に存在する嘔吐中枢と,その背側で第4脳質底にある化学受容器引金帯(CTZ)とがあり,CTZの興奮は嘔吐中枢に伝達される.また,これらの近くには呼吸中枢,血管運動中枢など生命に直接かかわる多くの中枢が位置しているため,嘔吐に際し呼吸不整,血圧変動,徐脈,顔面蒼白,冷汗,めまい,流涎などの症状がしばしば随伴する.
- 透析による嘔吐をきたす刺激としては,急速な溶質の除去により,血漿と脳組織の間に浸透圧差が生じる不均衡症候群によって脳圧が亢進されたり,除水に伴う血圧低下による脳血流障害などがある.
- 薬物中毒などによる中枢性嘔吐のほか,胃・心臓・その他の臓器の動揺病による末梢性嘔吐もある.なお,情動的ないし精神的因子も嘔吐中枢への刺激となる.

判断基準

- 発症時間を確認して,透析との関連性の有無を確認する.
- 緊急透析導入か計画導入か(緊急導入の場合は尿毒症が重症なので症状が出やすい).
- 体重増加量・除水量の状況,血圧の変動状況,検査値(BUN,Cr,CTR,Ht)を把握する.また,糖尿病患者や高齢者は循環血液量の減少に対する血管収縮反応が低下しており,血圧低下を招きやすい.
- 透析機器や薬剤に対するアレルギー反応の可能性を確認する.
- 過除水になっていないか,その他の随伴症状を確認する.
- 患者に原疾患があるかどうか確認する.疾患によるものでは頭部病変,胸部病変,腹部病変,感染症,精神的要因がある.
- 症状の発現状態(食事時間との関係,嘔吐時の苦痛の程度,悪心の有無・回数),嘔吐物の性状(食べ物の種類・量,消化の程度,血液混入の有無,糞便混入の有無,胆汁色素の有無),随伴症状を観察する.
- 低血糖症状の有無を確認する.

対処方法

1. 血圧低下の対処

- 除水速度と血流量を下げて透析条件の緩和を図り,それでも改善がみられない場合は透析中断または中止する.
- トレンデレンブルグ体位をとらせ,酸素を投与する.

対処方法

- 生理食塩水，高張液などで補液し，循環血液量を補う．
- 昇圧薬の静脈内投与をする．
- **予防**
  - 適切な除水設定を行う．
  - 血圧の変動に応じた除水速度の調整を行う．
  - 透析中の小さな変化もすぐにスタッフに知らせるように教育する．
  - 体重増加の多い場合は，水分・塩分制限について教育する．

2. 不均衡症候群の対処

- 嘔吐時は顔を横に向け，吐物の誤嚥を防ぐ．
- 頭痛が強い場合は鎮痛薬を服用させる．
- 症状が重篤であれば透析を中止する．
- **予防**
  - 透析効率を下げ，緩徐な透析にする（血流量を下げ，膜面積の小さいダイアライザを使用し，短時間で頻回に透析を行う）．
  - 高ナトリウム透析，高浸透圧液の持続投与などで血漿浸透圧を上げる．

3. アレルギー反応時の対処

- 副腎皮質ステロイド，抗ヒスタミン薬などを投与する．
- **予防**
  - アレルギー歴のある患者には，過去に起こったアレルギーの種類や程度を事前に確認しておく必要がある．
  - 生体適合性のよいダイアライザに変更する．
  - 初めて使用する薬剤の場合は，アレルギー反応が出る可能性を念頭において対応する．
  - 高圧蒸気，またはγ線で滅菌された器材を使用する．

4. 透析に関連しない悪心・嘔吐の場合

- 原因となっている疾患・症状の治療を行う．

悪心・嘔吐

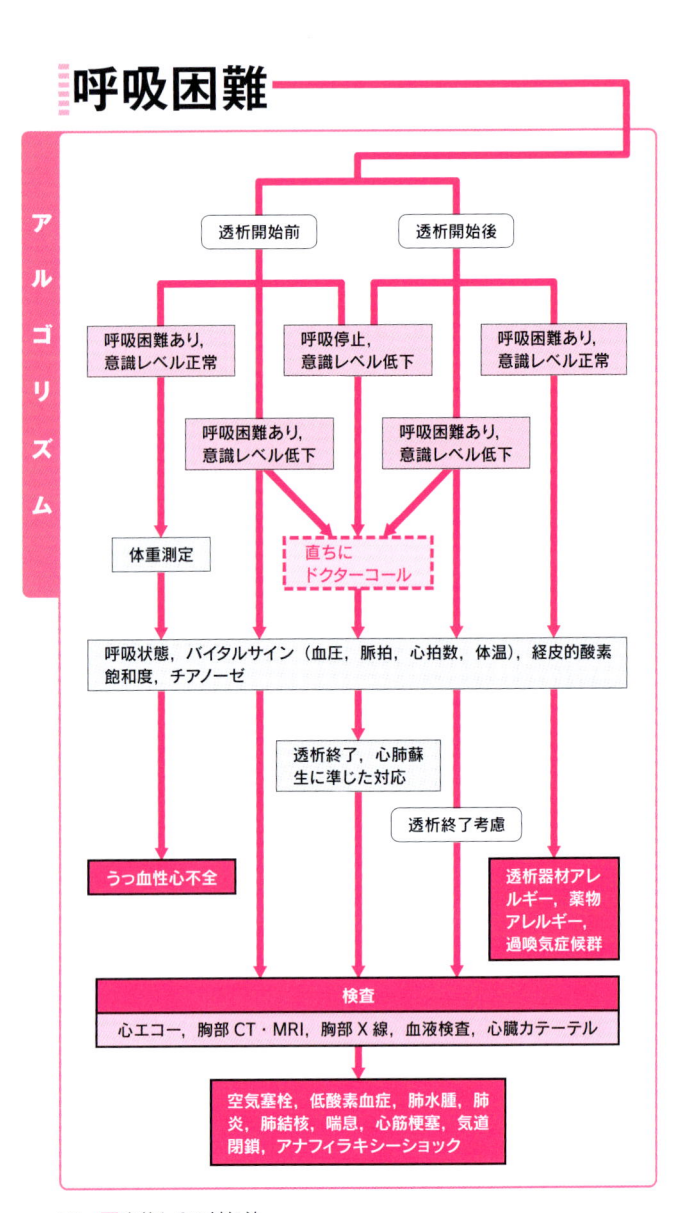

呼吸困難

アルゴリズム

```
呼吸困難
├── 透析開始前
│   ├── 呼吸困難あり, 意識レベル正常
│   ├── 呼吸停止, 意識レベル低下
│   └── 呼吸困難あり, 意識レベル低下
└── 透析開始後
    ├── 呼吸困難あり, 意識レベル正常
    └── 呼吸困難あり, 意識レベル低下
```

- 呼吸困難あり, 意識レベル正常 → 体重測定
- 呼吸停止, 意識レベル低下／呼吸困難あり, 意識レベル低下 → **直ちにドクターコール**

↓

呼吸状態, バイタルサイン（血圧, 脈拍, 心拍数, 体温）, 経皮的酸素飽和度, チアノーゼ

- 透析終了, 心肺蘇生に準じた対応
- 透析終了考慮

うっ血性心不全

透析器材アレルギー, 薬物アレルギー, 過喚気症候群

検査
心エコー, 胸部 CT・MRI, 胸部 X 線, 血液検査, 心臓カテーテル

空気塞栓, 低酸素血症, 肺水腫, 肺炎, 肺結核, 喘息, 心筋梗塞, 気道閉鎖, アナフィラキシーショック

発生機序
- 呼吸に伴う不快感があり，努力感や息苦しさを感じ，他覚症状では起坐呼吸，努力呼吸を認める状態のことである．
- 肺うっ血状態から肺胞でのガス交換が不十分となり，肺への血液還流量が少なくなると呼吸困難を生じる．
- **呼吸困難の原因**：誘因は心不全（うっ血性心不全，心筋梗塞，空気塞栓など），呼吸器疾患（肺炎，肺結核，喘息）など．透析器材によるアレルギーなどもある．

判断基準
- **随伴症状**：発熱，咳嗽・喀痰の状態，チアノーゼ，鼻汁，鼻閉，浮腫，痙攣，胸痛，動悸，労作性の息切れなど．
- **呼吸数**：過呼吸，多呼吸，無呼吸など．
- **呼吸の異常**：下顎呼吸，肩呼吸，起坐呼吸など．
- **呼吸のリズム**：チェーン・ストークス呼吸，クスマウル呼吸，ビオー呼吸．心音，喘鳴，呼吸音を聴取する．
- 生化学，血算，CRP，心電図の異常を把握する．
- パルスオキシメーターによる酸素飽和度，動脈血ガス分析を把握する．胸部X線，胸部CTにより肺水腫，胸水貯留，肺血栓塞栓症の状態を確認する．
- **呼吸困難を悪化させる要因**：溢水，誤嚥，呼吸困難を誘発する原因疾患の有無と職業歴，既往歴を確認する．
- 透析中に繰り返し発症する血圧低下，呼吸困難など．

対処方法

1. 呼吸困難あり，意識レベル正常
- パルスオキシメーターを装着し，酸素飽和度を測定する．
- 患者の訴えを聴き，体重測定して医師へ報告する．早期透析やECUMの検討を行う．
- 精神的なことが要因と考えられる場合は，患者の訴えを傾聴し，医師の指示のもとに薬剤投与を考える．
- ファーラー位や起坐位など，体位の工夫を行う．

2. 呼吸困難あり，意識レベル低下
- 心疾患のひとつの症状と考え，直ちにバイタルサインを測定し，医師に報告して対処する．
- 感染による症状の場合は，医師に報告し保温に努める．
- 透析終了を検討する．

3. 呼吸停止，意識レベル低下
- 呼吸機能低下や呼吸不全が考えられるので，透析をすぐに中断し，心肺蘇生に応じた緊急対応を行う．

痛み

痛みの部位, 程度, 時期の確認

↓

突然の激しい痛み, 意識レベル低下, 呼吸困難を伴う

↓

直ちにドクターコール

↓

全身状態の観察, 酸素吸入, 心電図モニター装着, 救命処置, 医師の指示により透析中断

頭痛

- 強い突発的な痛み, 血圧の変動, 痙攣発作
- 頭部CT・MRI
- **脳血管障害, 脳内出血, くも膜下出血, 高血圧性脳症**

胸痛

12誘導心電図

- 虚血性変化あり → **虚血性疾患, 心筋梗塞, 狭心症**
- 虚血性変化なし → **大動脈疾患, 肺血栓塞栓症, 急性心膜炎, 気胸, 急性肺炎**

腹痛

- 急激な血圧低下, ショック状態
- 電解質の補液, 昇圧薬の使用, 輸血
- **消化管出血, 穿孔, イレウス, 結石, 多発性囊胞腎内出血, 大動脈瘤破裂**

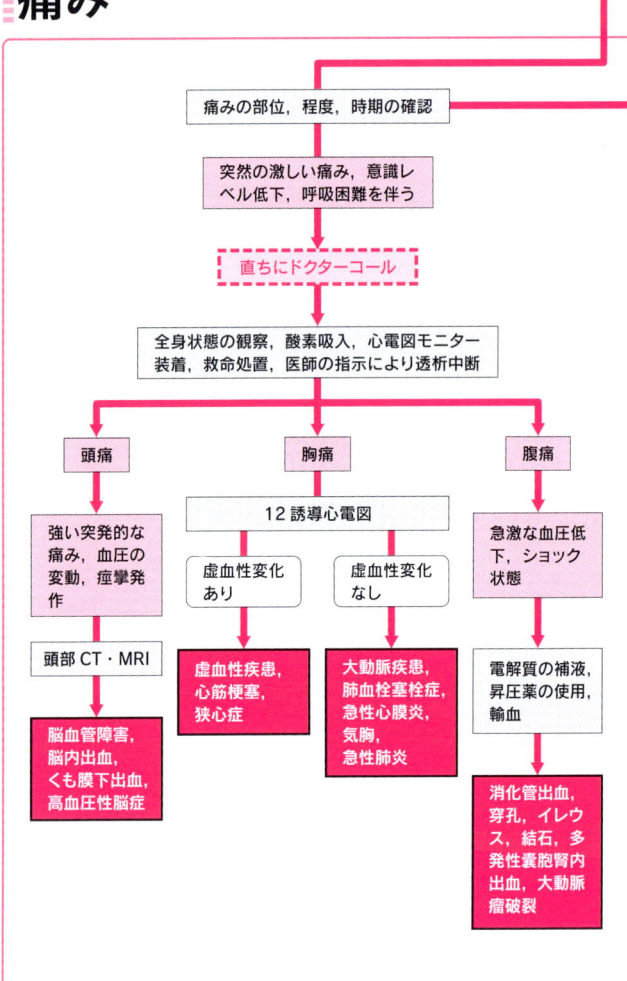

アルゴリズム

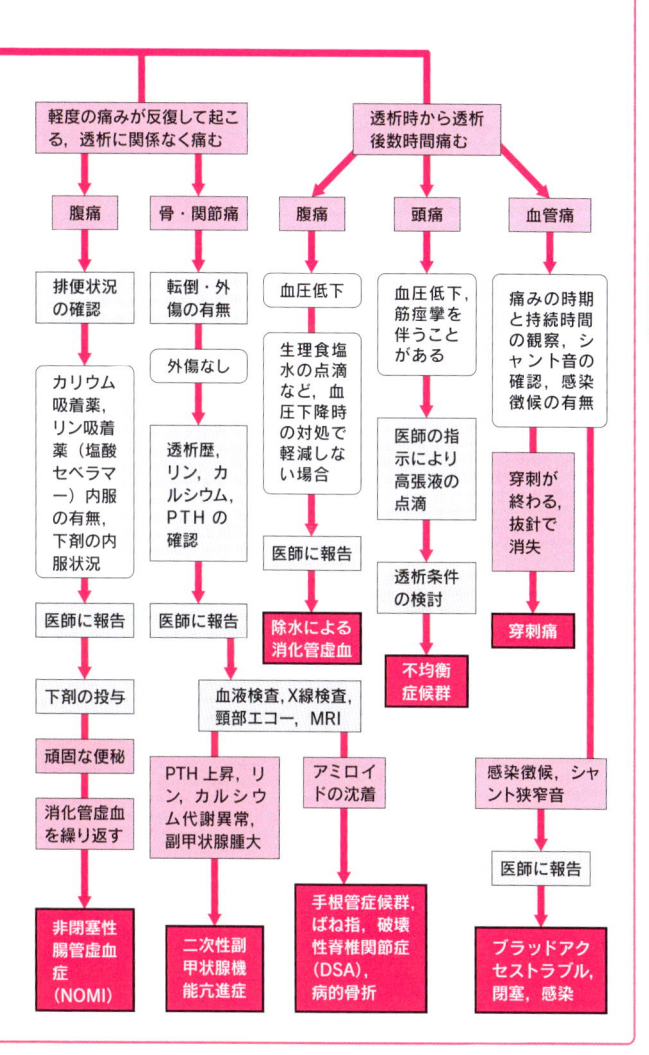

痛み

```
┌─────────────────────────────┬─────────────────────────────────────────┐
│ 軽度の痛みが反復して起こる， │ 透析時から透析                          │
│ 透析に関係なく痛む           │ 後数時間痛む                            │
└──────────┬──────────────────┴─────────────────────────────────────────┘
```

軽度の痛みが反復して起こる，透析に関係なく痛む

腹痛
- 排便状況の確認
- カリウム吸着薬，リン吸着薬（塩酸セベラマー）内服の有無，下剤の内服状況
- 医師に報告
- 下剤の投与
- 頑固な便秘
- 消化管虚血を繰り返す
- → **非閉塞性腸管虚血症（NOMI）**

骨・関節痛
- 転倒・外傷の有無
- 外傷なし
- 透析歴，リン，カルシウム，PTHの確認
- 医師に報告
- 血液検査，X線検査，頸部エコー，MRI
  - PTH上昇，リン，カルシウム代謝異常，副甲状腺腫大 → **二次性副甲状腺機能亢進症**
  - アミロイドの沈着 → **手根管症候群，ばね指，破壊性脊椎関節症（DSA），病的骨折**

透析時から透析後数時間痛む

腹痛
- 血圧低下
- 生理食塩水の点滴など，血圧下降時の対処で軽減しない場合
- 医師に報告
- → **除水による消化管虚血**

頭痛
- 血圧低下，筋痙攣を伴うことがある
- 医師の指示により高張液の点滴
- 透析条件の検討
- → **不均衡症候群**

血管痛
- 痛みの時期と持続時間の観察，シャント音の確認，感染徴候の有無
- 穿刺が終わる，抜針で消失 → **穿刺痛**
- 感染徴候，シャント狭窄音
- 医師に報告
- → **ブラッドアクセストラブル，閉塞，感染**

発生機序

- 透析中は血液を約200mL体外に出して循環させている.
- 透析4～5時間の間に毒素の除去,2,000～3,000mLの水分を体外に排泄するなどにより体液バランス,水分バランスの調整が困難となり,さまざまな症状を引き起こし,それが痛みとして現れてくる.
- 透析を長期に続けているとカルシウム・リンの代謝異常や,アミロイドーシスなどから起こる骨・関節や内臓の血管病変などの合併症により痛みが出現してくる.

判断基準

- 透析中の痛みに対しては,透析条件や適正体重の影響で出現している痛みか,それ以外の何らかの合併症が原因で痛みが出現してきているかを明らかにすることが大切である.
- 痛みの部位,程度,時期(透析中,透析以外),持続時間などを確認する.また,痛みとともに現れる症状も確認する.
- 自覚症状と血圧,脈拍,除水量,適正体重,血液検査,X線,心電図,CT,MRI,その他の検査結果などで判断する(表1).

■表1　痛みの症状と検査

	透析に関連した痛み	透析に直接関連しない痛み
頭痛		
症状	血圧下降,筋痙攣	意識レベル低下,血圧変動,痙攣発作,悪心・嘔吐
検査	心胸比,Kt/V	頭部CT・MRI,脳動脈血管造影
胸痛		
症状	血圧下降,血圧下降時の対処で症状軽減	意識レベル低下,血圧下降,肩痛,背部痛,腹痛を訴えることがある
検査	心電図モニター,12誘導心電図	心電図モニター,12誘導心電図,心エコー,心臓カテーテル,心筋シンチグラフィ,心筋トロポニンT
腹痛		
症状	便意,血圧下降,血圧下降時の対処で軽減	意識レベル低下,血圧下降,血便,悪心・嘔吐,便秘
検査		X線,CT,血液検査,生化学検査,血管造影
骨・関節痛		
症状	腫脹,神経支配領域のしびれ,運動制限・長時間同一肢位による痛み	腫脹,神経支配領域のしびれ,痛み,運動制限
検査	X線,副甲状腺エコー,CT,MRI,血液検査(PTH)	X線,CT,MRI

対処方法

《透析中の痛みに対して》

1. 症状の観察,バイタルサインチェック
- 痛みの部位,程度,持続時間,透析との関連などを確認する.

2. 血圧低下を伴う場合(p.84参照)
- 除水を中止,血流を下げて生理食塩水を補液する.
- 高張液の点滴(グリセオール®)を行うこともある.
- 多くの場合はこれで治まるが,頻繁に繰り返す場合は,適正体重の再考,透析条件の検討が必要となる.

3. 上記処置を行っても痛みの改善がない場合,意識レベル低下やショック状態を伴う場合
- すぐに医師に報告し,適切な処置を行うとともに透析を中断することがある.

4. 痛みの緩和ケア
- 温罨法,温枕,温湿布,冷湿布.
- 指圧,マッサージ,安楽な姿勢,リラクゼーション,アロマセラピー.
- 鎮痛薬の適切な服薬.

5. 予防
- 食事や服薬,適切な運動の指導を行う.
- 透析条件を検討する.
- 穿刺痛はリドカインテープを透析1~2時間前に貼付する.
- シャントの発達を促す.

MEMO

透析中に起こる痛みに下肢筋痙攣による痛みがある.対処として温罨法とマッサージを行うと症状が緩和する.

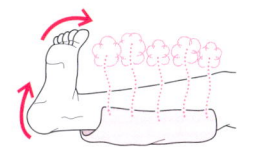

浮腫

アルゴリズム

- 透析に関連する
  - 透析導入期に起こる → 尿量の低下による体液貯留，貧血・低蛋白血症
  - 透析前に起こる → 過剰な体重増加
  - 透析後に起こる → 高すぎるドライウェイト
  - 透析機器，アレルギーにより起こる
    - → ダイアライザの種類，滅菌方法
    - → 薬剤アレルギー
  - 血漿膠質浸透圧の低下で起こる → 透析導入時，高齢者，低栄養状態，肝疾患，ネフローゼ症候群

- 透析に関連しない
  - 静脈還流の障害 → 心不全，肺水腫，肝硬変による腹水，深部静脈血栓症など
  - リンパ灌流の障害 → リンパ節の炎症や切除

発生機序

- 血管内の水分を押し出す力である水圧（静水圧）と血管内へ水分を引き込む力である膠質浸透圧（血管内のアルブミンの濃度）のバランスが崩れ，細胞外液のうち，組織間の水分が異常に増えた状態をいう．
- 組織間質液が2～3L以上増加すると浮腫を認める．
- 透析患者は腎機能が低下もしくは廃絶しているため，体液過剰による浮腫をよく認める．

判断基準

- 浮腫の部位・程度の観察，透析前後の浮腫の変化，バイタルサインの確認，心不全症状や呼吸器症状など自覚症状の有無を観察する．
- 体重増加量，血圧上昇の有無，食欲や食事摂取量の低下の有無，食事内容，塩分摂取量，胃症状の有無，起坐呼吸の有無，睡眠状況，貧血症状の有無，血液データ（Ht，Alb，hANP），心胸比を確認する．

浮腫

対処方法

1. ドライウェイトを見直し，適正体重まで除水する
- 必要に応じて高浸透圧薬の投与，高ナトリウム透析，ECUMを施行する．
- 塩分・水分管理の指導をする．

2. 心不全症状，呼吸器症状がある場合
- パルスオキシメーターによる酸素飽和度，動脈血ガス分析の値により，酸素吸入を行う．

3. アルブミン製剤の投与
- 血管内の血漿膠質浸透圧を保ち，除水を行う．
- 栄養状態の改善を図る．
- 弾性包帯による浮腫の圧迫や下肢の挙上により，間質の静水圧を高めることが有効な場合がある．

4. 原因となる疾患の治療

MEMO

体液過剰以外の浮腫の原因には，①静脈還流障害で起こる心不全や深部静脈血栓症，②血漿アルブミン濃度の低下で起こるネフローゼ症候群や肝疾患，食事摂取不良による低栄養，慢性的な炎症や悪性腫瘍による低蛋白血症，③炎症性の体液因子による部分的な組織の浮腫，④リンパ節の炎症やリンパ節の切除によるリンパのうっ滞，などがある．

かゆみ

- 透析特有のかゆみ
  - 尿毒症物質の蓄積 → **透析不足**
  - 血中のCa上昇 → **高Ca血症**
  - 血中のP上昇 → **高P血症**
  - PTH値の上昇 → **二次性副甲状腺機能亢進症によるPTH高値**

- 一般的なかゆみ
  - 皮膚への刺激（湿疹，発赤など） → **血中ヒスタミン濃度の上昇**
  - 発赤，かぶれ → **皮膚のトラブル（穿刺部など）**
  - 体感温度の上昇
  - 加齢による皮膚の乾燥
  - 皮膚の乾燥 → **汗腺の減少，皮脂分泌の減少**

アルゴリズム

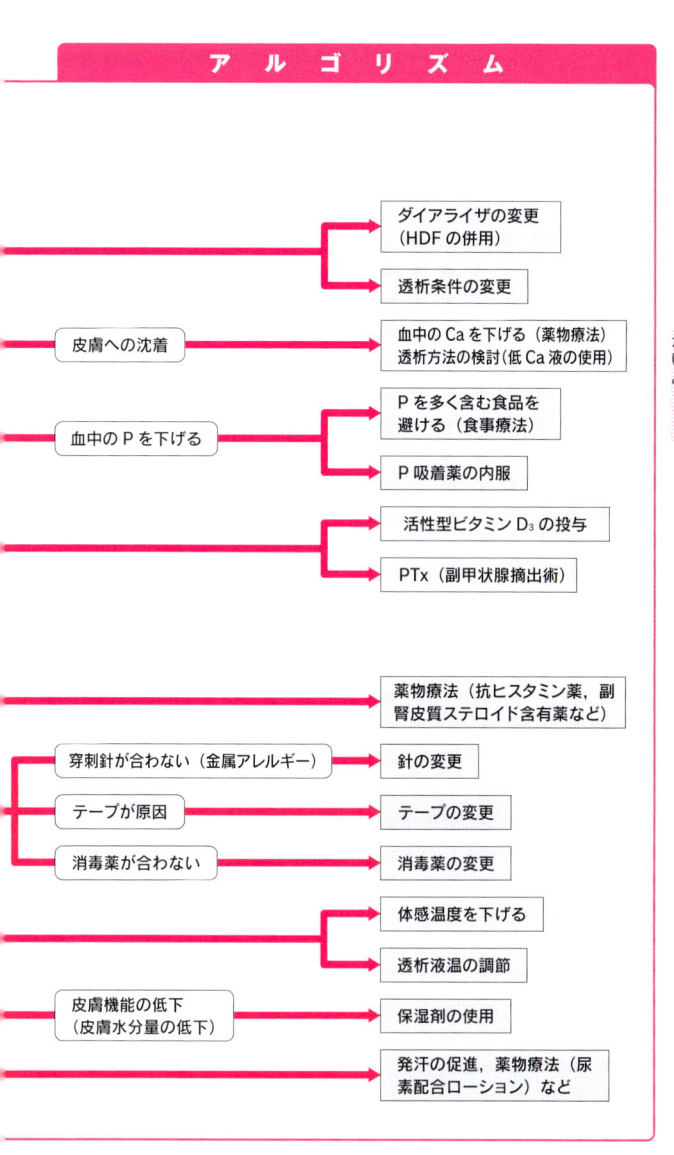

- ダイアライザの変更（HDFの併用）
- 透析条件の変更

皮膚への沈着 → 血中のCaを下げる（薬物療法）／透析方法の検討（低Ca液の使用）

血中のPを下げる
- Pを多く含む食品を避ける（食事療法）
- P吸着薬の内服

- 活性型ビタミンD_3の投与
- PTx（副甲状腺摘出術）

かゆみ

- 薬物療法（抗ヒスタミン薬，副腎皮質ステロイド含有薬など）

- 穿刺針が合わない（金属アレルギー） → 針の変更
- テープが原因 → テープの変更
- 消毒薬が合わない → 消毒薬の変更

- 体感温度を下げる
- 透析液温の調節

皮膚機能の低下（皮膚水分量の低下） → 保湿剤の使用

- 発汗の促進，薬物療法（尿素配合ローション）など

発生機序

- かゆみを誘発する原因には以下のものがある
  - 透析不足によるBUN高値や血清β_2ミクログロブリン高値.
  - 二次性副甲状腺機能亢進症によるPTH高値.
  - 高カルシウム血症,高リン血症.
  - 透析物品に関するアレルギー.
  - 穿刺部の皮膚トラブル.
  - 角層内の水分保持能力の低下.
  - 発汗量の低下,汗腺数の減少.
  - 血中ヒスタミン濃度の上昇.
  - 体感温度の上昇.

判断基準

- かゆみの出現時期や皮膚の状態を観察し,原因を明らかにする.
- 患者の訴え,検査データなども参照する.

対処方法

1. 透析に関するかゆみ

- 十分に透析を行う.検査データとともに経過観察する.
- ダイアライザなどの条件の変更.テープ,針,抗凝固薬などの物品の変更が必要になる.二次感染などにも注意する.

2. 透析中・後の一過性のかゆみ

- 熱いタオルやメントールでの清拭.透析液温の調節により発汗を抑制する.
- 外用薬の塗布(抗ヒスタミン軟膏,ステロイド軟膏),内服薬の使用.

3. 持続するかゆみ

- 皮膚の清潔と乾燥予防を心がける.透析患者の皮膚は角層水分量が少なく常に乾燥している.乾燥皮膚では知覚神経が皮膚のごく表面に分布しているため,わずかな刺激にも敏感となり強いかゆみが引き起こされる.乾燥した皮膚には保湿剤を塗って,水分と油分を補うことが大切である.
- 外用薬として,軽度のかゆみには抗ヒスタミン軟膏,強いかゆみにはステロイド軟膏,湿疹病変にはステロイド軟膏が第一選択薬である.
- 内服薬として,抗ヒスタミン薬が処方されるが,それだけでは完全なかゆみの改善は図れないので,状態の観察が必要.
- 抗アレルギー薬の使用.
- 透析患者は合併症が多いため,薬の飲み合わせには注意が必

対処方法

要.

4.生活指導
- 下着,タオルは肌に刺激の少ない素材のものを使用する.
- 熱いお風呂は避ける.
- 入浴時,石けんで洗い過ぎないようにする.
- 入浴後,保湿するとよい.
- 部屋の温度・湿度に気をつける.
- 食事は低リン食を心がける.

MEMO

かゆみ止めの薬剤

- 抗ヒスタミン薬
  レスタミン®軟膏,セレスタミン®,ネオマレルミン®TRなど.
- 抗アレルギー薬
  グリチルリチン製剤(強力ネオミノファーゲンシー®,グルコリン®Sなど),ノイロトロピン®,セルテクト®など.
- 外用副腎皮質ステロイド含有薬
  リンデロン®軟膏,マイザー®軟膏など.
- 尿素軟膏
  ウレパール®軟膏など.
- 抗ヒスタミン薬,抗アレルギー薬,保湿剤,外用ステロイド含有薬など,従来の治療法で改善されない透析瘙痒症にはナルフラフィン塩酸塩(レミッチ®)の内服.

かゆみ

血圧下降

アルゴリズム

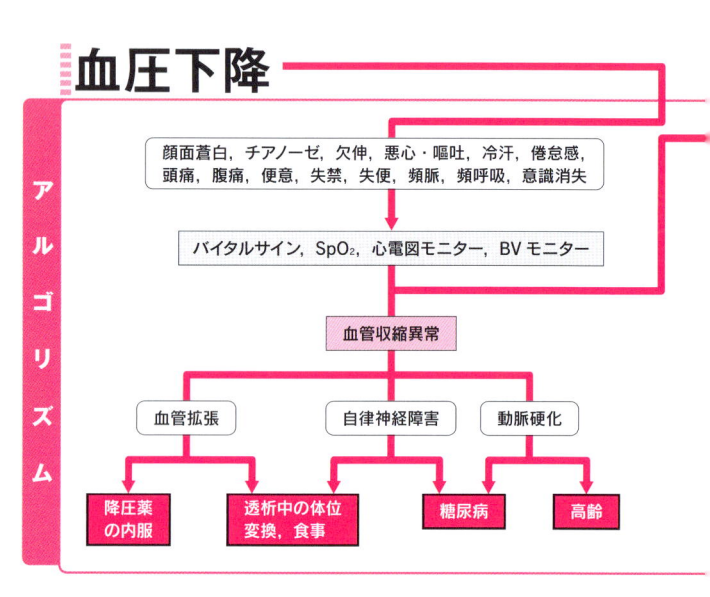

顔面蒼白，チアノーゼ，欠伸，悪心・嘔吐，冷汗，倦怠感，頭痛，腹痛，便意，失禁，失便，頻脈，頻呼吸，意識消失

↓

バイタルサイン，SpO_2，心電図モニター，BVモニター

↓

血管収縮異常

- 血管拡張
  - **降圧薬の内服**
  - **透析中の体位変換，食事**
- 自律神経障害
  - **糖尿病**
- 動脈硬化
  - **高齢**

血圧上昇

アルゴリズム

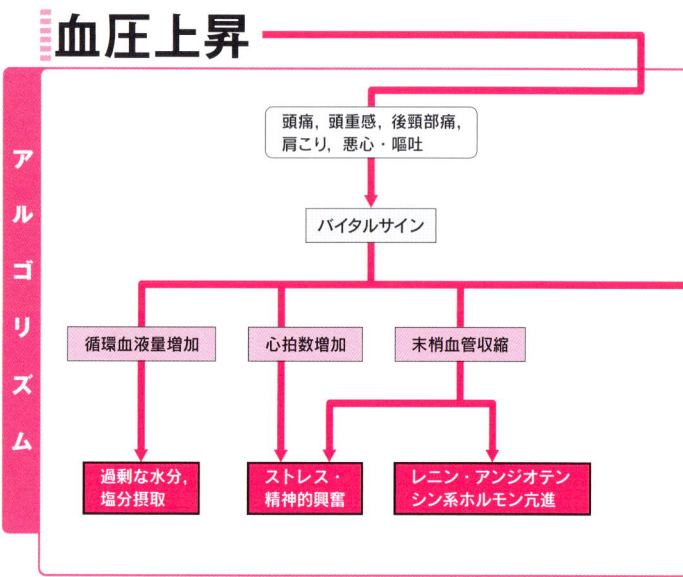

頭痛，頭重感，後頸部痛，肩こり，悪心・嘔吐

↓

バイタルサイン

- 循環血液量増加
  - **過剰な水分，塩分摂取**
- 心拍数増加
  - **ストレス・精神的興奮**
- 末梢血管収縮
  - **レニン・アンジオテンシン系ホルモン亢進**

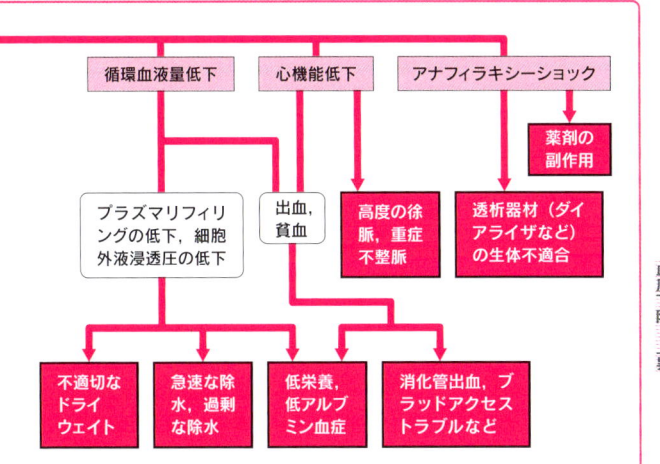

血圧下降・上昇

```
循環血液量低下 → 心機能低下 → アナフィラキシーショック
                                    ↓
                                 薬剤の副作用

プラズマリフィリングの低下，細胞外液浸透圧の低下 / 出血，貧血 / 高度の徐脈，重症不整脈 / 透析器材（ダイアライザなど）の生体不適合

→ 不適切なドライウェイト / 急速な除水，過剰な除水 / 低栄養，低アルブミン血症 / 消化管出血，ブラッドアクセストラブルなど
```

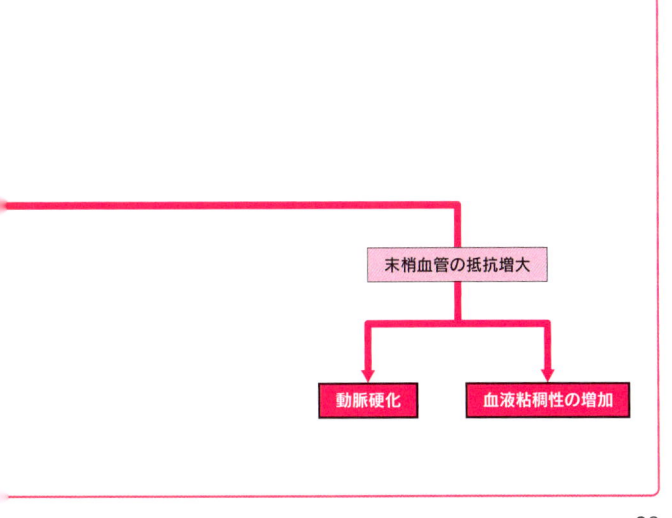

```
末梢血管の抵抗増大
  ↓         ↓
動脈硬化   血液粘稠性の増加
```

■血圧下降

発生機序

- 心臓，血管，血液量が血圧を決める3つの要因で，これに関するさまざまな原因から透析中の血圧下降が起こる（**表1**）．

■表1　血圧下降の原因

心臓
●心不全
●心収縮力低下（心タンポナーデ）
●高度の徐脈
●不整脈

血管
●血管収縮性の低下
●自律神経異常（糖尿病，高齢者）
●酢酸不耐症
●透析中の食事摂取による腹部内臓血管床への血流増加

血液量
●循環血漿量の減少
●過度の除水速度
●不適切なドライウェイト
●貧血
●低蛋白症

判断基準

- 血圧下降は生あくびで始まることが多く，目の前が暗い，悪心・嘔吐，息苦しい，不安感，動悸，シャント肢痛，手足の冷感などがみられる．また，便意を訴えることもある．
- 重症になると顔面蒼白，冷汗，胸痛，腹痛，筋痙攣，呼吸困難，意識消失，失禁などの症状がみられる．

対処方法

①枕を除き，下肢を挙上する．
②透析を中断する．
- 時間あたりの除水量を下げ，血流を下げる．
- 除水の一時中断（10〜15分程度）．
- ECUMモードに変更．

③循環血液量を補う（補液）．
- 生理食塩水 100〜200mL．
- 10％塩化ナトリウム20mLを静脈注射（浸透圧により水分を血管内に引き込む）．
- グリセオール®，マンニトール，低分子デキストラン．
- 輸血，アルブミン．

対処方法
④高ナトリウム透析を行う.
⑤酸素を投与する.
⑥昇圧薬を投与する.
- 内服(リズミック®, メトリジン®, ドプス®, カフェイン).
- 持続静注(エホチール®, イノバン®, ドブトレックス®, ノルアドレナリン).

■ 血圧上昇

発生機序
- 透析中の血圧上昇は水分・塩分の摂り過ぎによる循環血流量の増加, 降圧薬の服薬方法や量の問題, 血圧調節ホルモン(レニン, アルドステロン, アンジオテンシン)の分泌の異常, エリスロポエチンの副作用, 精神的興奮, ストレスなどによって発生する.
- 透析中にヘパリンを使用するため, 血圧上昇により脳出血, 眼底出血などを引き起こす場合がある.

判断基準
- 血圧が上昇すると, 頭痛, 頭重感, 後頸部痛, 肩こり, 悪心・嘔吐などの症状がみられる.
- 透析中の血圧は140~145/80~85mmHgに管理することが望ましい.

対処方法
1. 透析中に血圧が上昇した場合
- 頭を高くし, 降圧薬を使用する.

2. 透析終了時に血圧が高い場合
- 血圧上昇に注意し, ゆっくりと返血する. また, 透析終了後, 30分休んでも最高血圧が180mmHg以上あるときは対処が必要である.

5 検査

- 尿検査
- 血液検査
- X線検査
- エコー検査
- CT・MRI 検査

尿検査

目的
- 患者への負担が少なく,腎・尿路系疾患の早期診断・病態理解のためには欠かせない検査である.

読み方

1. 尿量,尿比重,尿浸透圧の正常値

- 尿量 400~10,000mL(400mL/日以下を乏尿,100mL/日以下を無尿とよぶ)
- 尿比重 1.002~1.035
- 尿浸透圧 65~1,200mOsm/kg

2. 尿蛋白

- 血液中のベンス・ジョーンズ(Bence-Jones)蛋白などの増加(腎前性),糸球体障害や尿細管障害(腎性),尿路感染症(腎後性)などが蛋白尿の原因となる.
- 腎性尿蛋白のうち,糸球体障害に起因して尿中に出現する血漿蛋白を糸球体性蛋白尿,尿細管障害のため再吸収されない小分子量蛋白を尿細管性蛋白尿という.糸球体性蛋白尿ではアルブミン,トランスフェリンが,尿細管性蛋白尿ではβ_2MG(β_2ミクログロブリン)やレチノール結合蛋白などのβ分画蛋白が優位に検出される.
- 健常人での生理的な尿中蛋白排泄量は100mg/日未満であり,血漿由来のアルブミンと尿細管から分泌されるタムホースフォール蛋白がその大部分を占める.150mL/日以上の蛋白の尿中排泄が認められる場合を蛋白尿とよび,持続的な蛋白尿は潜在する腎疾患を意味する.
- 24時間の尿中蛋白排泄量を測定することは,その後の診療方針を決定するうえで重要である.腎生検の適応は施設によって異なるが0.5~1.0g/日以上が目安となる.1.0g/日以上の蛋白尿は糸球体疾患を強く示唆するのみでなく,腎機能の予後が不良の可能性がある.
- 蛋白尿とともに血尿が認められる場合は,明らかな尿路感染症や尿路結石が診断される場合を除いて,糸球体腎炎などの腎疾患の存在が示唆される.血清Crが1mg/dL台のなかで

ココがポイント! 中間尿を採尿するように指導!

読み方 糸球体濾過量（GFR）は60mL/分から30mL/分へと大きく減少するため，推定GFRで腎機能を評価することが重要である．GFR 60mL/分未満は慢性腎臓病と診断される．

3. 血尿

- 腎・尿路系のすべての系路の損傷による出血が原因となる．1Lの尿に1mLの血液が混入すれば肉眼的血尿となる．顕微鏡的血尿は，尿沈渣を400倍で検鏡し赤血球が毎視野5個以上のときをいう．
- 出血の部位によって糸球体由来，非糸球体由来に分けられる．糸球体性血尿では，70％以上の大小不同の変形赤血球を認める．非糸球体性血尿は，均一な赤血球を認める．
- 顕微鏡的血尿は加齢とともに増加し，女性に多く認められる．顕微鏡的血尿が陽性で，腎・泌尿器疾患があるのは2.3％，尿路悪性腫瘍は0.5％である．糸球体性病変（糸球体腎炎など）を疑うのは，蛋白尿を伴う場合や持続性血尿（早朝尿も随時尿でも血尿）があって赤血球変形などがある場合である．
- 尿中RBC＜5/HPFの場合には，ヘモグロビン尿，ミオグロビン尿を疑いチェックする．
- 肉眼的血尿の場合には，何らかの病態が存在する確率が高いので，持続性でも間欠性でも肉眼的血尿が認められたら，抗凝固薬の有無にかかわらず精査を行う．

4. 尿沈渣

- 尿沈渣として，扁平上皮や少量の赤血球（毎視野2～3個以下），白血球（毎視野3～4個以下），また，尿pHに応じて尿酸結晶，リン酸塩の結晶などは生理的に認められる．硝子円柱は各種円柱の基質になるもので，細胞成分は認めない．蛋白尿の多いネフローゼ症候群でよくみられる．赤血球円柱は赤血球が取り込まれた円柱で，これが認められれば血尿が糸球体由来であることを示す．白血球円柱や顆粒円柱は，ネフロンレベルでの炎症の存在を示唆する．

5. 尿中 β_2MG，α_1MG，NAGの正常値

- 尿中 β_2MG（β_2ミクログロブリン）230μg/L以下．
- 尿中 α_1MG（α_1ミクログロブリン）10mg/L以下．
- 尿中NAG（Nアセチル-β-Nグルコサミニダーゼ）7U/L以下．

- 尿中の β_2MG，α_1MG，NAGは尿細管障害（近位尿細管）を示すマーカーである．尿細管障害は近位尿細管に起こりや

読み方

すく，この障害により近位尿細管細胞内の酵素NAGが漏れ出してくる．また，近位尿細管で再吸収される小分子量蛋白であるβ_2MGやα_1MGは，尿細管機能が低下するため尿中への排泄が増加する．すなわち，NAGが器質的な障害，β_2MG，α_1MGは機能的な障害を反映する．

- β_2MG，α_1MGは分子量11,800，30,000の低分子蛋白であり，糸球体で自由に濾過され，近位尿細管で再吸収される．生理的には近位尿細管で大部分が再吸収されるため，尿中には出現しない．尿細管および間質の障害により近位尿細管での再吸収が抑制されると尿中に出現する．
- 従来はβ_2MGが主に用いられていたが，β_2MGは尿が酸性だと不安定になるため，α_1MGを測定することが好ましいとされる．また，β_2MGは多臓器の炎症や，腫瘍によって血中濃度が高くなるため，尿中排泄量が増加する．
- 近位尿細管は，ブドウ糖，アミノ酸の再吸収をはじめ，水・電解質の吸収を行う尿細管セグメントである．近位尿細管の障害が起こるとブドウ糖，アミノ酸，重炭酸の再吸収が起こらないため，尿試験紙で尿糖が陽性になり，尿のpHは8前後を示す．このような状況では近位尿細管障害を疑う．

●尿検査の看護のポイント

検査前
- 検査目的と方法を説明し，患者に同意を得る．
- 小児の場合は家族とともに説明し，同意を得る．
- 女性はなるべく生理中を避ける．
- プライバシーの確保できる環境を整える．
- 不安や緊張を緩和する．

検査中
- 一般定性検査や形態学的検査は，早朝尿または随時尿を用い，中間尿を採取する．
- 24時間尿は，早朝第一尿を捨て，それ以後排泄した尿を蓄尿容器に集め，翌朝に尿意がなくても排尿させたものである．

1. 尿簡易検査（試験紙法）
- 新鮮な検体を清潔な容器にとって検査する．
- 試験紙を尿中に付けすぎない．
- 判読時間は厳守し，判定は明るい昼白色蛍光灯下で行う．

2. 機能検査
- PSP試験（フェノールスルフォンフタレイン排泄試験）

検査中

- 近位尿細管の機能を調べる.
- **方法**：PSPを静脈注射して，その排泄機能を調べる.
- **フィッシュバーグ濃縮試験**
  - 主として遠位尿細管の再吸収能力を調べる.
  - **方法**：水分を取らずに排泄した尿の濃縮性を調べる.
- **クレアチニンクリアランス**（Ccr，GFRにほぼ相当）
  - Ccr＝尿中Cr濃度［mg/dL］×尿量［mL/分］/血清Cr値［mg/dL］

《方法》
①開始時刻に完全排尿させる.
②以後, 翌日同時刻までの24時間尿をすべて尿器に蓄尿.
③施行時間中に採血する（朝食前または昼食前の空腹時）.
④採血したスピッツは，尿の検体とともに検査室へ提出するので冷所保存しておく.
⑤終了時刻に完全排尿・蓄尿させる.
⑥蓄尿された尿の一部を検体容器に採り，尿量を明記し，採血とともに検査室に提出する.

[注意] 24時間完全蓄尿する方法と，飲水負荷をして1時間の蓄尿で行う方法があるが，腎不全の患者に水分負荷は危険なので24時間蓄尿が望ましい.

3. 尿沈渣
- 腎・尿路系の異常を判断する.
- **方法**：早朝尿，随時尿で検査する.

4. 微生物検査
- 膀胱・尿路系の感染症を調べる.
- **方法**：外陰部を清拭し，滅菌済みコップの内側に触れないよう中間尿を採取する.

5. 細胞診
- 腎・尿路系の腫瘍の存在を調べる.
- **方法**：通常は自然排尿で採取するが，透析患者では膀胱洗浄液を用いて検査する場合もある.

検査後

- 採取後2時間以内に検査することが望ましい．やむを得ず保存するときは冷蔵庫で保存する.
- カテーテル抜去後の出血に注意する.

血液検査

目的
- 血液生化学検査は，十分な透析療法が行われているかを評価するためには欠かせない検査である．

読み方

1. クレアチニン（Cr）
- クレアチニンは分子量113で，主に筋肉でクレアチンから生成され，尿中へ排泄される．
- 透析前クレアチニン濃度は，クレアチニン産生速度と血液透析によるクレアチニンの除去および残存腎からのクレアチニン排泄によって決まる．クレアチニンに関する透析量は透析条件によって異なり，クレアチニン産生速度は，年齢，性別，栄養状態によっても異なる．クレアチニンは筋肉で産生されるので，クレアチニン産生速度は筋肉量を反映している．また，筋肉量は蛋白栄養状態を反映するので，平均的な透析を行っているにもかかわらず透析前クレアチニン濃度が低いのであれば，蛋白栄養状態が悪いと考えられる．
- クレアチニンは予後の予測因子である．

2. 尿素窒素（BUN）
- 尿素は分子量60で，蛋白中の窒素成分の最終代謝物であり，肝で尿素サイクルを介して合成され，主に腎で排泄される．
- 透析前BUN濃度は尿素の産生速度と血液透析による尿素の除去および残存腎からの尿素の排泄によって決まり，尿素の産生速度は蛋白質摂取量により決定される．
- 十分に透析が行われているかどうかを判断するには，透析前BUNを指標として用いるよりもむしろ，透析前後のBUNから求められるKt/Vを指標として用いる．生存率より，Kt/Vは少なくても1.2を確保することが望ましい．
- 蛋白異化率（nPCR，透析前後のBUNから求められる蛋白質摂取量の指標）は，0.9g/kg/日以下ではこの値が小さいほど死亡のリスクは増大するが，nPCRが1.0g/kg/日以上ではnPCRと死亡のリスクの間に関連は認められていない．低nPCRは蛋白摂取量の不足と低栄養状態を表す．

> **ココがポイント！** 全血のまま冷蔵庫で長期保存すると溶血し，カリウム値が上昇する可能性がある！

3. カリウム（K）

- 透析患者にとって，カリウムは最も注意を払うべき電解質のひとつである．生体内カリウム含有は体重1kgあたり約50mEqであり，その98%は細胞内に含まれ，細胞外液中は2%にすぎない．そのため，細胞内カリウム濃度は150mEq/Lと高値を示し，血清カリウム値の約35倍に相当する．細胞外カリウム濃度は神経・筋細胞の興奮性に関与する．生体内の総カリウム量の80%は筋肉内にあり，筋肉量の少ない高齢者や衰弱した患者は高カリウム血症をきたしやすい．

- **高カリウム血症**（6.0mEq/L以上を危険域）
  - 6.0mEq/Lで，悪心・嘔吐，倦怠感，しびれ，知覚異常．
  - 7.0～8.0mEq/Lで，脱力感，四肢筋・呼吸筋麻痺，不整脈．
  - 心電図では，血清カリウム上昇につれて，T波の先鋭化（テント上のT波→P波の消失→PQ延長→wide QRS→心室性期外収縮の頻発→心房細動）を呈す．
  - **原因**：カリウム過剰摂取，代謝性アシドーシス（細胞内から細胞外へカリウムの移動），異化作用亢進（体蛋白の崩壊：熱量不足，発熱），透析不足・再循環，消化管出血．
  - 食事によるカリウム摂取量は50mEq（約2,000mg）/日以下．
  - 血液透析によるカリウム除去は1回におよそ100mEq（50～200mEq）．

- **低カリウム血症**
  - 2.5mEq/L以下では，筋力・反射の減退，筋麻痺や横紋筋融解，麻痺性イレウスを呈す．
  - 心電図では，QT延長，U波の出現，T波の減高，心室性期外収縮がみられる．
  - ジギタリス薬服用患者（3.0mEq/L以下で不整脈），心筋梗塞や心筋症合併例は注意．
  - 著しい低カリウム血症ではカリウム補給を行うが，なるべく経口カリウム薬を投与する．それが困難な場合は，十分なモニタリングのうえ，緩やかに点滴投与する．

4. リン（P）

- 高リン血症は二次性副甲状腺機能亢進症（2HPT）の原因であり，最近では血管細胞に存在するNa-P共輸送体を介して細胞内に移動したリンが骨関連遺伝子の産生を促し，血管石

読み方

灰化に関与することも明らかにされている．血管石灰化を予防するためには，Ca×P積は55以下が推奨されている．カルシウムは比較的狭い範囲で管理されているので，リン値がCa×P積の変動に最も影響する．したがって，リンを管理することで透析患者の血管石灰化を抑制し，生命予後を改善することにつながる．

- 透析患者の生命予後を血清リン値の高低で比較したとき，リンが高くても低くても死亡の危険率が高まる．低値患者の場合，低栄養をきたす疾患を合併していることが原因である．
- リンは蛋白質に最も多く含まれ，リン摂取量は蛋白質摂取量に正比例する．したがって，リンを制限すれば蛋白質も制限されるため，少なくとも0.8g/kg以上の蛋白質摂取が必要であることに矛盾する．このため，リン吸着薬を使用する必要があるが，炭酸カルシウムは高カルシウム血症の発生という副作用から過剰投与が制限される．塩酸セベラマーはカルシウムを含まず最も有望な薬剤であるが，便秘・腸閉塞や腸管穿孔などの副作用があり，十分な投与ができないという現実的な問題がある．

5. カルシウム（Ca）

- 透析患者の細胞外カルシウム濃度は腎臓による調節を受けない．消化管カルシウムの吸収，活性化ビタミンD製剤やカルシウム含有リン結合薬，副甲状腺ホルモン，透析液のカルシウム濃度で決定される．
- 血清カルシウムのうち約46%は蛋白質（アルブミン〔Alb〕）と結合して，Alb濃度によって蛋白結合カルシウムは変化する．遊離カルシウムイオンが生物学的作用を有しており，血清Alb濃度が低い場合は次のペイン（Payne）の補正式を用いるとよい．

補正カルシウム [mg/dL] ＝ カルシウム実測値 [mg/dL]
　　　　　　　　　　　　＋ 4.0 − Alb [g/dL]

- 高カルシウム血症の持続は血管石灰化を誘発し，透析患者の生命予後に悪影響を及ぼす．低カルシウム血症の持続は二次性副甲状腺機能亢進状態を悪化させる．

6. 副甲状腺ホルモン（PTH）

- 透析患者は低カルシウム血症，高リン血症を伴いやすく，二次性副甲状腺機能亢進症を招きやすい．二次性副甲状腺機能

読み方

亢進症は腎性骨異栄養症の一症状としてだけではなく,異所性石灰化を含む動脈硬化や心血管系合併症など,患者の予後に影響を与えることが明らかになっている.
- 透析患者のPTHの適正値はインタクトPTHで60〜180pg/mL,血清リン値は3.5〜6.0mg/dL,血清カルシウム値は臨床検査正常範囲内(できれば下限値に近い値)が望まれる(8.4〜10.0mg/dL).

7. ヘモグロビン(Hg),ヘマトクリット(Ht)

- 腎不全では,腎臓から分泌される造血ホルモンであるエリスロポエチン(EPO)が不足し,貧血を生じる.
- 鉄剤は経口投与した場合,透析患者では吸収率が低く,個人差も大きいため,静脈内投与が基本となる.血清フェリチン値≧100ng/mL,トランスフェリン飽和度(TSAT)*≧20%を目標に鉄剤を投与する.
- どの程度まで貧血を改善させれば,生命予後やQOLなどが最もよくなるか研究がなされ,Hb 10〜11g/dLが推奨されている.5年生存率でみるとHt 30〜33%が最も良好であり,35〜45歳の比較的若年者ではHt 33〜36%でさらに良好である.ただし,45歳以上ではHt 33%を超えると有意に危険度が増すことを留意しておく必要がある.

血液検査

●血液検査の看護のポイント

検査前
- 検査の目的と方法を説明し,患者に同意を得る.
- 検査項目とスピッツならびに患者名をよく確認する.
- 緊張をほぐし,安楽な姿勢をとってもらう.
- 採血部位の消毒を確実に行う.

検査中
- 通常,透析前に穿刺針を使い,抗凝固薬を注入する前に採血する.
  - ヘパリンの混入した血液が1時間以上経過すると,血小板は低値に,白血球は高値となる.
  - 凝固検査では,抗凝固薬により検査値が亢進するため,必ず抗凝固薬の注入前に採血する.
  - 血中濃度の検査では,結果に影響する薬を内服している場合は採血後に服用してもらう.

*血清鉄値/TIBC(総鉄結合能)×100

検査中

- 検体は静脈血を使用し,迅速に採血する.
- 透析後は動脈側血液回路から採血する.
  - 静脈血はダイアライザを通っているため,正常値に近くなり正しく測定できないためである.
  - 血流を100mL/分に落として,動脈側ゴムスリーブを消毒後,採血針または注射針を穿刺して採血する(血流が速いと溶血を起こす場合がある).
- 誤って返血後に採血する場合,薬剤などの影響を防ぐため静脈穿刺針から,はじめに20mLの血液をシリンジに採り,その後採血する.
  - 採血がすんだら,先に採った20mLの血液を穿刺針から返血する.
  - 立位,坐位では血液中の水分が細胞中に移行するため,総蛋白,アルブミン,コレステロール,赤血球,白血球など大きな分子は濃縮され,10~15%高値となる.

検査後

- 血球は壊れやすいため,スピッツは強く攪拌しない.
- 誤穿刺をしないよう,採血後の針は慎重に始末する.
- 透析患者の目標値は健常者の基準とは異なる(**表1,2**).

■表1 生化学検査の正常値

生化学検査	健常者	透析患者(透析前)
クレアチニン(男性) (女性)	0.8~1.2mg/dL 0.6~0.9mg/dL	12~15mg/dL 10~13mg/dL
BUN	8~22mg/dL	70~90mg/dL
カリウム	3.6~4.9mEq/L	3.5~5.5mEq/L
リン	2.5~4.7mg/dL	3.5~6.0mg/dL
補正カルシウム	8.7~10.3mg/dL	8.4~10.0mg/dL
インタクトPTH	10~65pg/mL	60~180pg/mL
血清総蛋白	6.7~8.3g/dL	6.6~6.8g/dL
血清アルブミン	4.0~5.0g/dL	3.6~4.2g/dL

■表2 血液検査の正常値

血液検査	健常者	透析患者
Hb	12~15g/dL	10~12g/dL
Ht	35~48%	30~36%
フェリチン	26~240ng/mL	≧100ng/mL

X線検査（胸部X線，全身骨X線）

目的
- 透析患者は通常，胸部X線検査を月1回定期的に行う．透析前が望ましいが，施設の事情により透析後にも行われている．
- 主な目的は適正体重（ドライウェイト〔DW〕）設定のための心胸郭比（CTR）測定および各種異常影の検索である．
- 全身骨X線は年1回定期的に行うのが望ましい．

読み方

1. CTR測定
- CTRは心陰影の最大横径と胸郭最大内縁径の比であり，基準値は50%以下である．
- CTR増大の場合，飲水量過多や除水不足による水分過剰の場合が多い．呼吸不全や心不全の症状があると肺水腫やうっ血性心不全の診断がつけられる．肺うっ血（肺の血管影増強）や，進行するとバタフライシャドウ（蝶形影）や胸水がみられる場合が多く，早急に除水（透析またはECUM）が必要である．
- CTRは呼吸変動（吸気が少ないと横隔膜が上がり，CTRがみかけ上大きくなる）に注意する．
- 胸水は最初に肋骨横隔膜角（C-P angle）にみられることが多いので，常にC-P angleが鋭角か鈍角かに注意する．水分増加が少ないのにCTRが増大した場合は，ほかの合併症（心筋梗塞，心外膜炎など）の可能性も考える必要がある．

2. 異常影の検索
- 胸部X線では，結節影，浸潤影，胸膜の癒着や肥厚，胸水，肺野の濃度（含気量）異常，心・血管影の異常など多くの異常影がみられる．
- 肺炎（細菌性，ウイルス性，真菌性，間質性），胸膜炎，肺結核，悪性腫瘍，閉塞性肺疾患，肺気腫，無気肺，気胸，特殊疾患（ANCA関連腎炎，グッドパスチャー症候群，肺サルコイドーシス，膠原病など）の鑑別を行う．特に，結核は免疫能の低下に伴い初感染や陳旧性の再燃がみられるので，疑わしい場合はほかの検査（CT，喀痰検査，QFT検査など）を速やか

ココがポイント！ CTRの増大や異常影をみたら，以前のX線と比較！

に行う．なお，透析患者は肺外結核も多いので注意を要する．また，肋骨などの骨折，胸郭の変形，異所性石灰化（肺内，心臓内）や，横隔膜下の遊離ガス（消化管穿孔の場合みられる）もチェックする（**図1～3**）．

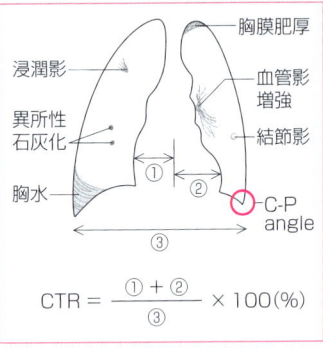

$$CTR = \frac{① + ②}{③} \times 100(\%)$$

■図1　胸部X線のチェックポイント

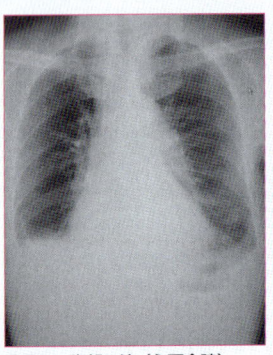

■図2　胸部X線（心不全時）
胸水，肺うっ血がみられる．

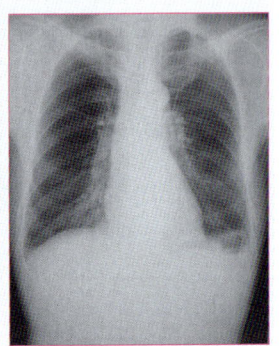

■図3　胸部X線（除水後）

3. 全身骨X線

- 外傷などに伴う骨折などの診断のほかに，透析患者特有の代謝性骨疾患の診断および経過観察を行う（**表1，図4，5**）．
  - **CKD-MBD（慢性腎臓病に伴う骨・ミネラル代謝異常）**：多くが二次性副甲状腺機能亢進症（2HPT）による線維性骨炎であり，骨吸収，脱灰，骨改変層，骨硬化，骨軟化など多彩な所見がみられる．
  - **アミロイド骨関節症**：β_2MGがアミロイド線維化して骨および関節周囲に沈着し，滑膜の肥厚や骨嚢胞形成，関節の破壊を行う病態の総称である．
  - **異所性石灰化（カルシウム沈着）**：骨格系ではないが血管壁，

読み方

関節周囲，臓器内など全身にみられる．

■表1　全身骨のプロトコルと主な所見

部位	方向	枚数	所見
手指骨	正面（右，左）	1	骨膜下吸収像 スリガラス様変化 手根骨の骨囊胞
肩関節	正面（右，左）	2	鎖骨遠位端の骨吸収像 肩甲骨のローザー（Looser）層（改変層） 上腕骨の骨囊胞
頸椎	側面・側面前屈	2	破壊性脊椎関節症（DSA）
頭部	側面	1	スリガラス様変化 salt and pepper（塩コショウ）像
腰椎	正面・側面	2	椎体の変形，骨折 DSA rugger jersey spine （ラグビージャージ様横縞模様） 血管（大動脈）の石灰化
骨盤	正面	1	大腿骨頸部と臼蓋部の骨囊胞 大腿骨頭部の骨壊死 骨稜の状態，ローザー層 血管（大動脈，腹腔内動脈）の石灰化
足関節	側面（右，左）	1	骨稜の状態，ローザー層 血管（末梢動脈）の石灰化

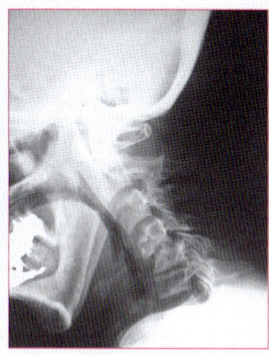

X線検査

■図4　頸椎DSA（第4〜5頸椎）　■図5　左上腕骨の骨囊胞

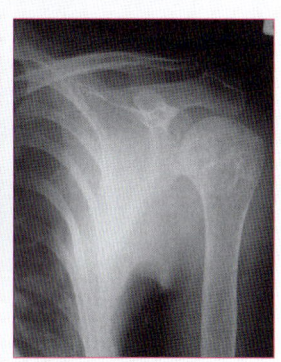

●X線検査の看護のポイント

検査前
- 患者の氏名,撮影部位,撮影方法を確認し,患者に目的と方法を説明し同意を得る.
- 胸部X線検査は,透析後に撮影することが多く,立位撮影時は特に起立性低血圧がみられることがあるので注意する.
- 全身状態が不安定,あるいは体位に制限がある場合はポータブル撮影にするなど撮影方法の変更が必要な場合もある.
- 撮影体位により,CTRが変わってくるので,毎月の撮影時は体位を統一したほうがよい.

検査中・後
- 検査受付時に本人であるか,患者・家族に確認する.ネームバンドなどがある場合は,口頭だけでなくネームバンドでも確認する.
- 病室でポータブル撮影を行う場合は,ほかの患者・家族にも声をかけて放射線被曝を最小限にするように配慮する.
- ボタン,アクセサリーなど,撮影に影響があるものがないか確認するとともに,必要に応じて衣類の着脱介助を行う.
- 全身骨などは複数箇所を撮影するため,必要に応じて体位保持を放射線技師と協力して行う.
- 胸部X線撮影時は,心臓の大きさや肺野の状態をわかりやすくするために,吸気時に撮影できるよう放射線技師の指示に従って行うように説明する.
- 検査後は速やかに着衣を整えて退室してもらう.
- CTRは適正体重を決めるひとつの指標となるため,撮影時の体重も測定するようにする.

エコー検査（超音波検査）

目的

- エコーの原理
  - 超音波は，人が聞くことを目的としない音（検査に用いるのは2〜20MHz）である．
  - 超音波が体内の組織に反射して戻ってくることを利用して画像化する．
- 長所
  - 被曝がないため，繰り返し検査が可能である．
  - 機械を被験者のところに移動できる．
  - 動きや立体的に捉えることができる．
  - 質的診断（嚢胞出血，腫瘍の血流など）に有用である．
  - 強い超音波は結石の破砕も可能である．
  - 血管や腺腫などへの穿刺を画像を見ながらできる．
- 短所
  - 骨，空気，脂肪が苦手で，被験者の体型の影響を受けやすい．
  - 情報の共有化が困難である．エコー画像により得られる情報はごく一部で，術者の印象が影響しやすい．
- 検査部位
  - 頸部（甲状腺，副甲状腺，リンパ節）．
  - 胸部（心臓，乳房，胸水，胸腔内出血）．
  - 腹部（肝臓，胆嚢，膵臓，脾臓，腎臓，腹水，腹腔内出血，食道，子宮，胎児，膀胱，前立腺）．
  - 皮下腫瘍，皮下の動静脈．
- 透析患者にもさまざまなエコー検査が有用であることはもちろんだが，他疾患ではあまりみられない特徴的な検査として，二次性副甲状腺機能亢進症の腺腫の診断，シャント血流の確認などがある．

読み方

1. 頸部エコー（図1）

《検査部位》
- 甲状腺

> **ココがポイント！** エコーは，速い，簡単，被曝がない！ しかし，検査も機械もデリケート．部位ごとに有効利用を！

- びまん性甲状腺腫の種類
  - 単純性びまん性甲状腺腫，バセドウ病，橋本病，無痛性甲状腺炎．
- 結節性甲状腺腫の種類
  - 甲状腺腫，甲状腺癌，亜急性甲状腺炎．
- 副甲状腺（副甲状腺腫，副甲状腺嚢腫）．
- リンパ節（悪性リンパ腫，リンパ節炎，炎症性リンパ節腫大）．
- 頸動脈（動脈硬化〔頸動脈狭窄〕）．
- 静脈（カテーテル挿入の確認，心不全のうっ血），唾液腺．

■図1　頸部エコー

2. 副甲状腺エコー

- 長期透析の合併症として，二次性副甲状腺機能亢進症があげられる．発症の時期については，保存期腎不全の期間やカルシウム，リンのコントロールなどにより個人差があるため，副甲状腺ホルモンの上昇時には定期的な検査を勧める．

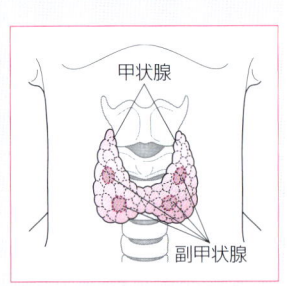

■図2　副甲状腺

- 副甲状腺は，甲状腺の背側に2対存在し，米粒大が正常の大きさである（図2）．
- まれに甲状腺より離れた部位に5腺目を認めることがあるため，検査時には甲状腺周囲も十分に観察する．副甲状腺ホルモンが上昇しているときに，エコー下に腫大した腺腫を認めないときは，CTや副甲状腺シンチグラフィなどの検査を検討する．
- PTx（副甲状腺摘出術）後の場合は，頸部の副甲状腺以外に前腕部など移植部位も観察する．
- エコーによる測定の結果は，治療法を決める重要なポイントである．
- 推定体積500mm³以上，長径1cm以上は，結節性過形成の可能性が高く，副甲状腺インターベンションを勧める．腫大

した腺腫の数や位置は，PTxかPEIT（経皮的エタノール注入療法）かの選択決定のポイントとなる（腫大した腺腫が1腺のみで穿刺可能部位に存在するときはPEITによる治療が期待される）．
- 腺腫の性状，血流の豊富さも，治療法の選択要因やPEIT治療後の効果判定要因となる．

3. 心エコー

- 心筋梗塞や弁膜症，心筋症などの心疾患の有無を診断することは最も重要であるが，透析患者の場合は，基礎体重や透析条件（ダイアライザの面性，血流量，透析時間）の設定にも有用である．
- **心筋の動きと厚さ**：心筋梗塞後には運動の消失や低下が認められる．
- 梗塞範囲が狭いと周囲の壁運動により補われていることもあるため，絶対的な診断とはならない．また，壁が菲薄化していることや長期の高血圧により壁肥厚を認めることがある．IVS（心室中隔厚），PW（心室後壁厚）により評価され，8～12mmが正常範囲である．
- 虚血の評価は一般的な心エコーでは困難であるが，運動負荷もしくは薬物負荷心エコーにて評価される．
- **心嚢水**：正常の場合も生理的貯留を認める．心筋破裂や心外膜炎などの疾患では心膜腔内にエコーフリースペースの著増を認める．
- **弁**：僧帽弁，大動脈弁，三尖弁，肺動脈弁の評価を行う．弁の動きや速度，弁口面積の計測，圧較差により診断する．ドップラーエコーにより血液の流れる向きや強さが診断でき，閉鎖不全，狭窄の評価が可能である．これは手術適応の有無を決める重要な要因になる．
- **心機能**：EF（左室駆出率）は最も多用される心機能の指標で，正常範囲は55～80%である．
- **心拡大**：X線上認められる心拡大は，心筋肥厚や左房拡大も含まれるが，エコーでは各部位の拡大が数字にて評価される．左室拡大はLVDd（左室拡張末期径）が55mm以上で，LVDs（左室収縮末期径）との較差が心筋症の評価となる．
- **左房**：心房細動では左房内血栓の有無が病状を左右する．LAD（左房径）は心室収縮末期に42mm以上で拡大と診断

読み方
する．心不全や僧帽弁狭窄閉鎖不全の程度をみる指標となる．
- **IVC（下大動脈径）**：右房負荷の評価となり，23mm以上が拡大である．正常では吸気時に40〜100mmの減少を認める．

4. まとめ
- エコー検査は，簡便性，迅速性などから有用な検査であるが，術者の技能が問われる検査である．担当する医師，技師は十分な技術向上の努力が必要であり，すべての医師に緊急時の診断能力を望みたい．また，X線などと比べ，安価な検査ではないことも知っておきたい．

●エコー検査の看護のポイント

検査前
- 食事の制限はないことを説明する．
- 透析後は患者の状態をみながら車椅子で移動する．
- 心エコー検査は透析の前後で心臓の大きさが異なるため，医師に確認のうえ，心電図，胸部X線写真を用意する．
- 室内の温度を調整する．
- 超音波ゼリーを温めておく．

検査中・後
- **心エコー**
  - 上半身裸もしくは前胸部を出しやすいような服装にする．
  - 仰臥位または左をやや下にした体位をとる．
  - 経皮吸収型貼付薬（狭心症薬など）が貼ってある場合は医師に確認してから外す．
- **頸部エコー**
  - 肩に枕を入れ，首まわりが見えるようにする．
  - 丸衿，タートルネックなどの服装の場合は脱いでもらう．
  - ネックレスなど首につけているものはすべて外す．
  - 仰臥位をとる．
  - 頭を後方に長時間下げた状態になるため，気分不快がないか確認する．
- 検査終了後は超音波ゼリーを拭き取る．
- 患者の移動が困難な場合はポータブル検査となる．

CT・MRI検査

■CT（コンピュータ断層撮影）

目的
- 放射線を利用して物体を走査（スキャン）し，コンピュータを用いて処理することで，物体の内部画像を構成する技術および機器である．
- 広義のCTは，PET，SPECT，MRIを含むが，一般的にはX線CTを指す．

- **長所**
  - 短時間で検査可能で，物体を立体的に見ることができる．
  - 多くの病院で撮影可能である（わが国では約93台/100万人）．
  - 一部のペースメーカー，植え込み型除細動器を除き，体内外に金属を装着している人も撮影可能である．
  - 閉塞感が少ない．撮影中に介助が必要となる人でも撮影可能である．

- **短所**
  - 放射線被曝がある（胸部では1cmスライスでX線の40倍）．
  - 機械の移動が困難である（最近では移動CT検査車も登場）．
  - 骨や金属などのアーティファクトが出やすい．
  - 軟部組織の組織学的変化がつかみにくい（たとえば，腰椎ヘルニアの椎間板の変化など）．
  - 造影剤アレルギーの頻度が高い．

読み方
- **単純CT**
  - 造影剤を用いないで撮影する．全身の撮影が可能である．
  - 出血，浮腫，形態異常など，早期の診断が可能である．腎不全期では造影剤が使用できないため，単純CTでの読影が重要である．

- **造影CT**
  - ヨード造影剤を血管内に注射してから撮影する．

ココがポイント！ 平面情報も解剖と合わせて立体的に捉えよう！
被曝量は最小限に！

読み方

- 造影剤の移動するタイミングで観察可能な画像が異なるため、目的にあった撮影方法を選択する．
- **CTアンギオ（血管撮影）**：動脈相で撮影することにより、動脈瘤や心臓冠動脈が観察できる．
- **ダイナミック造影CT**：造影剤を急速静注したのち、複数のタイミングで反復撮影する．腫瘍の質的診断に有効である．
- **IVR-CT（血管造影CT複合装置）**：カテーテル検査中に直接、造影剤を注入しながら撮影する．目的の血管や臓器の詳細な情報が得られる．
- 一般的にはヨード造影剤を使用するが、コントラストを強める方法として水や空気を消化管や膀胱に注入する方法もある．
- 治療を兼ねてリピオドール®などの油性造影剤を注入後に撮影する方法もある．また、CTガイド下に穿刺を行い、生検、薬液注入、ドレナージを行うこともある．

- **透析患者関連**
  - **血管病変の診断**：脳卒中による死亡は透析患者の死亡原因の第3位（12%前後）で、非透析患者の5.2倍である．脳梗塞の急性期診断にはMRIが有効である．
  - 心不全，心筋梗塞は透析患者の死因の30%を占める．胸水，肺うっ血，心嚢水など、重症度の判断に有効である．4次元CTの出現により冠動脈の描出も可能だが、透析患者は石灰化した血管病変が多く、診断が困難なケースが多い．
  - 動脈硬化による疾患として、ASO（閉塞性動脈硬化症）が多い．ASOのために四肢切断に至る透析患者は2%．
  - 腹部CT撮影時には動脈の石灰化にも注意する（**図1**）．
  - **骨病変の診断**：骨形態の変化により、骨壊死や骨折の診断が可能である．X線では不明瞭な骨折もCTで診断が可能である．

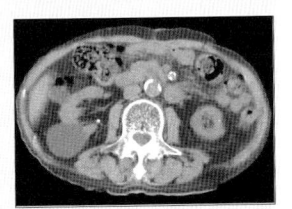

■図1 腹部CT（腎癌＋動脈石灰化）
萎縮した腎に多発性囊胞を認める．一部は石灰化、一部は出血性囊胞．腹部大動脈〜腎動脈の壁は著明に石灰化している．

読み方

- **アミロイドーシスの診断**：関節のアミロイド沈着（図2）．
- **腫瘍の診断**：非透析患者と同様に全身の腫瘍の診断が可能であるが，透析患者は萎縮した腎に後天性腎嚢胞疾患を生じやすく，続いて腎癌を発症しやすい．発生頻度は10倍以上である．二次性副甲状腺機能亢進症では腫大した腺腫を認めることがある．

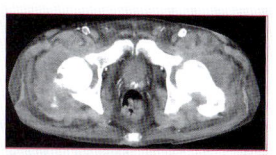

■図2 腹部CT（アミロイド沈着）

- 日本におけるCTの普及率は米国の約7倍であり，容易に行える検査として日常的に施行されるようになった．また，ヘリカルCTの出現により，さらに詳細な情報を得られるようになり，診断に欠かせない検査といえる．しかし，放射線の被曝を避けられない検査であり，検査による有益性が上回るとき以外は安易に行ってはいけない．特に，造影剤を使用した場合，生命にかかわる副作用が出現する可能性が高いため，検査時には十分なスタッフ数と設備を用意すべきである．検査後の注意事項を患者に指導することも必要である．また，造影剤の使用にかかわらず，撮影中の患者から目を離してはいけない．

■MRI（核磁気共鳴画像法）

目的

- 人間の身体が多くの水でできていることを利用し，体内の水素原子の弱い磁気を強い磁石によりゆさぶり，そこから出てきた信号に電波を当てることにより画像化する．
- **T1強調画像**：白く描出されるものは脂肪，亜急性期の出血，銅や鉄の沈着物など．黒く描出されるものは水，血液など．
- **T2強調画像**：白く描出されるものは水，血液，脂肪など．黒く描出されるものは出血，石灰化，線維組織など．
- 骨軟部の評価にはプロトン密度強調画像が，腫瘍や急性期虚血性病変などの撮影には拡散強調画像が用いられる．
- **長所**
  - 骨や空気へは無信号のため，CTが苦手とする骨に囲まれ

> **ココがポイント！** 脳梗塞の早期診断，軟部組織の変性といったMRIの得意な診断を十分に活かそう！

目的

た部位の情報が明瞭である.
- 被曝がない. ただし, 妊婦や胎児への安全性は証明されていない.
- X線で評価ができない軟部組織の撮影が可能である.
- MRA(MR血管撮影)では, 造影剤を使用せずに血管撮影が可能である.
- 造影MRIはガドリニウム化合物を使用する. 細胞外液に分布し全身の診断が可能で, 比較的アレルギーの少ない造影剤である.

- **短所**
  - 検査時間が長い. 特に, 胸腹部の撮影では息止め時間が長く, 解像度が落ちやすい.
  - 磁気に反応する金属が体内にあると検査不可であり, 心臓ペースメーカーは絶対禁忌となる. 古い金属プレートが影響したケースもある. また, 海外では刺青による熱傷報告も少なくない.
  - 酸素ボンベなどの持ち込みの際は専用のものが必要である.
  - 閉所恐怖症の人は撮影困難である(最近はオープン型MRIがある).

読み方

- **検査部位**
  - 全身の撮影が可能であるが, よい適応部位は, 脳, 脊椎, 骨盤腔, 四肢などである(図3).

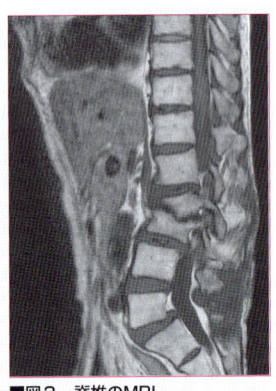

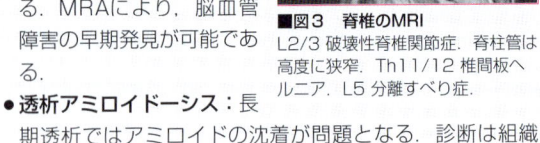

- **透析患者関連**
  - **脳疾患**:脳卒中の死亡頻度は非透析患者の5.2倍と高い. 脳梗塞の急性期診断に有用であるが, 出血についてはCTのほうが有効である. MRAにより, 脳血管障害の早期発見が可能である.
  - **透析アミロイドーシス**:長期透析ではアミロイドの沈着が問題となる. 診断は組織

■図3 脊椎のMRI
L2/3 破壊性脊椎関節症. 脊柱管は高度に狭窄. Th11/12 椎間板ヘルニア. L5 分離すべり症.

の生検であるが，破壊性脊椎関節症（DSA）の診断にはMRIが有用である．10年以上の透析歴では急増する．
- その他，関節のアミロイド沈着など（**図4**）．
- MRIは，その有用性が注目を集めている検査であるが，普及率は約35台/100万人とCTより少なく，各機器の機能の差も少なくない．磁気による検査のため，心臓ペースメーカーへの危険性は十分に周知されているが事故は皆無ではない．また，検査時間も長く，患者への負担は決して少なくない．昨今では，透析患者へのガドリニウム化合物による影響についての報告も認められるようになり，造影剤の使用も決して安易に行ってはいけない．

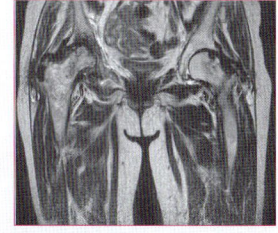

■図4 股関節のアミロイド沈着

MEMO
NSFについて

造影剤は24時間以内に90%以上が腎から排泄されるが，造影剤による重症の副作用は100万人に1人の割合で発症する．しかし，最近ではNSF（腎性全身線維症）という致死性腎疾患の発症リスクを高めることが報告されている．

● CT・MRI 検査の看護のポイント

検査前

- 患者は医師から検査，副作用についての説明を受ける．
- 造影剤を使用する場合は，副作用などが記載された同意書に署名してもらう．
- 閉所恐怖症があるかを確認する．
- **食事**
  - **腹部の検査，造影検査**
    - 午前に検査の場合，朝は絶飲食とする．
    - 午後に検査の場合，朝食は軽く摂り，昼は絶飲食とする．
  - **頭部・頸部・胸部の検査**
    - 食事制限がないことを説明する．
- **服薬**
  - 常用薬には内服が必要なものがあるため，必ず内服の可否を医師に確認する．
  - 造影剤を用いる検査では絶飲食となっているが，水は多少飲んでも問題はない．
  - 糖尿病があり，インスリン投与している透析患者は，インスリン注射の可否を医師に確認する．

《MRI》
- 金属類（ネックレス，ヘアピンなど），キャッシュカードなどは身体からはずす．また，マスカラ，湿布類などは熱をもつおそれがあるために控える．
- **禁忌** MRI検査は磁気を照射する検査のため，心臓ペースメーカー，動脈クリップなどが植え込まれている場合は禁忌となる．

検査中
- 仰臥位で行う．
- 造影剤使用時はアナフィラキシーショック，アレルギー症状がないか観察する．

検査後
- 造影検査を行った場合は，検査後に透析を必ず行う．

6 ブラッドアクセス

- ブラッドアクセストラブル
- シャント造影検査

ブラッドアクセストラブル

- ブラッドアクセスとは，血液透析療法を行う目的で，血管に対し手術的に作成された特殊な構造であり，それにはシャント，動脈の表在化，血管内留置カテーテルなどがある．アクセスの種類によりトラブルも異なる．ブラッドアクセスの構造を理解し，日常的に観察することが重要である．以下アクセス別にトラブルを説明する．

《ブラッドアクセスの種類》

- **シャント**：最も一般的なアクセスで，自己動静脈を吻合した自己血管内シャント（AVF），動脈と静脈の間に人工血管が介在する人工血管内シャント（AVG）がある．いずれも動脈側から静脈に向かって大量の血液が流れるために，スリルとよばれる振動や拍動が触知されたり，シャント音という特殊な音が聴診上聞こえる．
- **動脈の表在化**：上腕動脈や大腿動脈を手術で一定の長さに表在化し，この部分を穿刺し脱血路とするブラッドアクセスである．
- **血管内留置カテーテル**：上大静脈や総腸骨静脈にダブルルーメンカテーテルを留置してブラッドアクセスとしたものである．短期間，一時的なものと長期にわたり留置するものがある．

《シャントトラブル》

1. 閉塞

- 血栓のためシャントを流れる血流が途絶し閉塞すること．シャント音が聞こえず，拍動やスリルも触知できない．完全閉塞せず，わずかな血流で流れている場合には普通の聴診器では聞こえないことがある．このようなときはドップラー聴診器を用いると血流が確認できる．また複雑に枝分かれしているシャントでは部分的に血流が存続していることがあり，そのためシャント音が聴取され全体の閉塞に気づかないことがある．
- 閉塞が確定すれば各種の血栓除去術や再作成などの処置を行って血流を再開させることが必要である．

2. 狭窄

- AVFでは吻合部近くの静脈に，AVGでは静脈側吻合部近くの静脈に生じやすい．これらの部位では動脈からの血流が乱流や渦流

を生じやすく，そのため静脈壁が徐々に肥厚し内腔の狭窄を生む．また穿刺部では繰り返す穿刺のため血管壁が肥厚し狭窄しやすい．狭窄の存在は血流不良や高い静脈圧，笛の音色に似た高音のシャント音の出現などで気づかれることも多く，日常的な観察が重要となる．狭窄の部位や程度の特定にはシャント造影検査（p.118参照）が必要である．血流不良などで安定した透析が行えない場合はもちろんのこと，有意な狭窄が存在するときは，狭窄の治療が必要である．
- 治療には手術的に皮膚を切開して行う再作成や血管形成術のほかに，種々のバルーンやステントなどを用いて狭窄部を治療する経皮経管血管形成術（PTA）がある．PTAのように種々の道具や装置を用い，手術療法に比し侵襲の少ない治療法をブラッドアクセスインターベンション治療（BAIVT）という．

3. 瘤
- AVFでは吻合部と穿刺部に，AVGでは穿刺部にできやすい．穿刺による血管壁の脆弱化と高い内圧により生じる．多くは放置してよいが，急速に増大するものや色調が変化するものは破裂の危険があり，再作成などの処置が必要である．

4. 静脈高血圧症
- シャントが作成されると，シャント肢の血流は大きく増加する．シャント血流は最終的に腋窩静脈から鎖骨下静脈を経て心臓に還流する．これらの静脈に狭窄や閉塞が生じてスムーズな還流が障害されるとシャント肢は腫れ，側副血行路が発達する．これが静脈高血圧症である．腫脹が著しい場合は狭窄や閉塞に対する治療が必要で，症例によってはシャントを閉鎖して他の部位に作成することもある．

5. ソア・サム症候群（SORE THUMB SYNDROME）
- 側側吻合で作成されたAVFで末梢側が開存していたり，端側吻合でも吻合部近くに末梢へ向かう分枝がある場合，中枢側の静脈に閉塞が生じるとシャント血流は末梢に向かい，時に拇指が発赤，腫脹して痛みを生じることがある．これをソア・サム症候群という．症状に応じて治療が必要である．

6. スチィール症候群（STEAL SYNDROME）
- シャント動脈の血流がシャント側に奪われ，吻合部より末梢の動脈の血流不足を生じた状態をいう．血流不足を生じた部位に，チアノーゼ，冷感，痛み，皮膚の変色などを生ずる．組織の壊死が

発生する前に血行を改善する処置が必要である．

7. 血清腫（SEROMA）
- 多くはテフロン製人工血管内シャントの吻合部に発生する．人工血管から染み出した血清が固まってできる腫瘍である．瘤との鑑別が必要で，エコー検査や造影検査が有用である．時として切除が必要になる．

8. 感染
- AVFではまれであるが，穿刺部に生じた血腫への感染，ビランした皮膚からの感染などが原因となり発生する．発赤，腫脹，疼痛，排膿がある．抗生剤やドレナージ処置で軽快することも多い．感染巣が拡大しシャント血管の破裂の危険があるときはシャント変更術などの処置が必要である．
- AVGではときどき生じる．穿刺部の感染が多い．抗生剤治療で軽快することもあるが，難治であったり，敗血症に発展することもある．このような場合は感染した人工血管の摘出が不可欠である．敗血症が疑われるときは可及的速やかに適切な処置を行うことが重要である．

《動脈表在化のトラブル》
- 繰り返される穿刺による動脈瘤形成が主なもので，感染を合併することもある．

《血管内留置カテーテルのトラブル》
- 発熱や排膿など刺入部からの感染がある．そのような場合は他の部位から入れ直す．脱血不良の場合はカテーテル先端の位置を変えたり，新しいカテーテルに入れ替える．血栓溶解剤を用いることもある．

MEMO

「見る」「さわる」「聴く」の3つが大切！

　血液透析を行う患者にとって，ブラッドアクセスはなくてはならない命綱である．ブラッドアクセスのうち，最も一般的な種類は内シャントである．このシャントを，できるだけ長持ちさせるためには，①シャントについてよく知る，②シャントトラブルを予防する，ことが必要である．代表的なシャントトラブルには，感染，狭窄・閉塞，出血がある．毎日，シャントを「見る」「さわる」「聴く」ことで，異常の早期発見と早期治療に努めよう．

- 見る：シャント肢の発赤・腫脹・排膿がない，シャント肢の皮膚かぶれ・掻き傷がないか，内出血・外出血・血腫がないか，シャント瘤の大きさ・瘤の皮膚に光沢が出ていないか，などを観て確認しよう．これによって，感染や出血の早期発見ができる．
- さわる：シャント肢の熱感・冷感・疼痛がないか，拍動・スリル(血流の振動)があるか，など触って確認しよう．これによって，感染や狭窄・閉塞の早期発見ができる．
- 聴く：シャント音を毎日聴こう．穿刺部だけでなく，シャント血管全体を聴くことが大切である．また音の違いも確認しよう．これによって，狭窄・閉塞の早期発見ができる．

●ブラッドアクセストラブル

●看護のポイント

観察事項	観察のポイント
● 狭窄・閉塞 　● 血流音 　● 拍動 　● 血管の状態 　● 血流不良，静脈圧上昇 　● 止血時間の延長	● 血流音の違い（正常〔低音で長音→ザーッザーッ〕，狭窄音〔高音で単音→ザッザッ，ヒューヒュー〕） ● 穿刺前と止血後の血流音 ● 拍動の強弱 ● 緊満の程度，血管壁の弾力 ● 硬結や不自然な凹凸の有無 ● 血管の発達状況 ● シャント肢と反対側の腕の太さを比較 ● 吻合部の痛みなどの違和感 ● 止血時間，抗凝固薬の使用量
● 感染 　● 発赤，熱感，腫脹，疼痛，排膿	● 感染症状の徴候 ● 清潔に保持されているか ● 穿刺部の洗浄，消毒は十分か ● 掻き傷やテープかぶれの有無 ● 全身状態（栄養状態，抵抗力）
● 出血 　● 内出血 　● 外出血	● 腫脹の有無 ● 穿刺部のガーゼ汚染 ● 凝固能 ● 抗凝固薬の使用量
● その他 　● シャント肢の手指の状態 　● 血圧の変化 　● 体重増加	● 冷感，疼痛，しびれの有無（スチール症候群） ● 透析後半の急激な血圧低下 ● 透析ごとの体重の増減量

> **注意**
> - ブラッドアクセスは，血液透析をするうえでなくてはならない重要なものである．
> - ブラッドアクセスを長期開存させるには，細やかな観察により異常を早期発見し，早期に対応することが重要である
> - 異常にかかわらず，日ごろから血管をよく観察することが重要である．

考えられること	対応
● 血管状態の異常，拍動が弱い，痛みや冷感などは狭窄や閉塞の前兆である ● 狭窄があれば十分な血流が得られず，透析不足となる ● 穿刺部位によっては再循環で透析不足になる ● 狭窄の段階でPTAを実施すると再作成に至らず，シャントの長期開存につながる ● シャント肢のみ腕が太い，静脈圧が高い場合，静脈側中枢部の狭窄がある	● 透析前後に血流音を聴取する ● 広範囲に穿刺する ● 確実に穿刺する ● シャント血管の圧迫を避ける ● 異常な徴候がみられたら医師に報告する ● 狭窄音が聴こえたら，早期に血管造影，PTA施行 ● シャント再作成
● 感染を起こすとシャント閉塞につながる危険性がある ● 透析患者は抵抗力が低下しているため悪化しやすく，敗血症になる危険性がある	● 十分な消毒，清潔操作 ● 異変はすぐに医師に報告する ● 医師による抗生物質の投与 ● 患者にあったテープの選択 ● 痒み，テープかぶれに対する対症療法
● 内出血による腫脹がひどいと穿刺困難になる ● 出血量により生命が危険にさらされる	● 内出血当日は冷罨法，翌日は止血を確認後，温罨法 ● 外出血は状態により再作成術
● 末梢循環不全は，苦痛や日常生活に支障がある場合がある ● 体重増加が多い，心機能低下の患者は血圧が低下しやすい．急激な血圧低下はシャント閉塞の誘因になる	● シャント再作成 ● 循環不全に対する対症療法（保温など） ● 透析中の血圧管理 ● 適切な体重管理，除水管理

シャント造影検査

目的・方法
- シャントトラブルの原因究明や最適穿刺部位決定のため行う．
① シャント肢を消毒する．
② シャントを穿刺（通常は動脈側）．手掌を上に向け固定する．
③ 体温程度に温めた造影剤を急速注入して（**図1**），静脈側の情報を得る（1回目）．

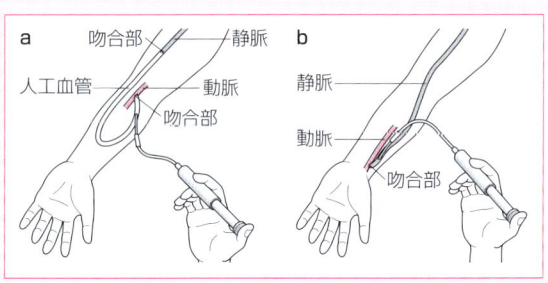

■図1　シャント造影の方法
a：人工血管内シャントの場合，b：自己血管内シャントの場合
a，bともに，体温程度に温めたヨード薬 10mL＋ヘパリン加生理食塩水 20mLを注入する．

（a：吻合部／静脈／人工血管／動脈／吻合部　b：静脈／動脈／吻合部）

④ できあがった写真（**図2**）を参考に，上腕を駆血するなどして動脈側の造影を行う（2回目）．手指に熱感が生じたかを患者に聞いてみる．熱感が出現しなければ不成功の可能性が高い．
⑤ 不十分な場合は追加の造影を行う．

■図2　シャント造影図
動脈が写っていること自体が病的で，静脈側に強い狭窄があることを示唆する．

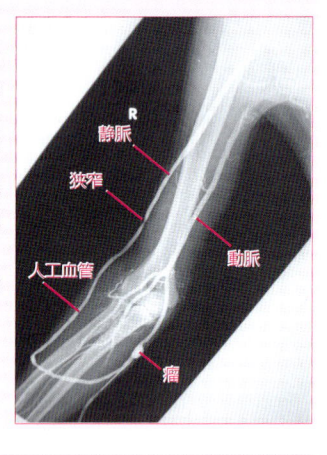

（静脈／狭窄／動脈／人工血管／瘤）

> **ココがポイント！** シャントの走行を想像して，骨，動脈と，できるだけ重ならないような肢位をとる！

目的・方法

> 注意
- アレルギーは造影直後の悪心，血圧低下，咽頭浮腫だけでなく，遅発性の場合もあるので，検査後も注意深く患者を観察して，異常があれば医師に連絡する．数時間から数日後に頭痛や皮疹がみられる場合があることを伝えておく．
- 人工血管の場合，写真を見ると意外に動脈側の中枢が造影されることがある．空気，血栓を動脈側へ飛ばさないよう注意．
- シャント瘤を伴っている場合には造影は困難で，穿刺をより中枢にする（瘤をしごくなどの工夫）．
- 造影は必ずしも厳密でなくてもよい．経皮経管血管形成術（PTA）などの際に期待することもできる．また，高度病変のため造影できないこともある．
- 病変は，視診，触診，聴診でおおよその見当がつくが，人工血管では静脈側吻合部近く，自己血管では吻合部近くに狭窄病変が出現することが多い

●シャント造影検査の看護のポイント

検査前
- パンフレットなどを使用し，方法と手順を患者に説明する．
- 患者，家族に同意書を渡し，検査当日までに署名，捺印のうえ同意を得る．造影剤アレルギーの確認をする．
- 患者の安楽を保つため，室温を適切にしておく．
- 検査受付時に本人であるか確認をする．
- バルーンを膨らませ狭窄部を広げるが，造影剤を入れたとき熱感や狭窄部の拡張時に疼痛が生じるため，事前に説明する．
- 血圧測定や一般状態を観察し，医師に報告する．
- 穿刺部位の選択，閉塞の有無の確認のためシャント音を聴取．

検査中・後
- 造影剤を使用するため，注入後5～10分くらいはアレルギーショックに注意する．状態に応じ，救急処置を実施する．
- 血圧測定および一般状態を観察する．
- 造影後は造影剤除去のため，検査後に透析を施行するのが望ましい．透析を施行する場合は，穿刺針の抜去，血管外の穿孔に十分注意し透析室へ移動する．
- 造影後の医師の説明が，患者に理解できるよう配慮する．
- PTA後は，シャントの出血，腫脹，熱感，疼痛の有無，シャント音の確認と一般状態の観察をする．
- 透析室の看護師にシャントの状態を申し送る．

7 透析による合併症

- 循環器系
- 消化器系
- 泌尿器系
- カルシウム・リン代謝異常
- 透析アミロイドーシス
- CAPD の合併症
- 高カリウム血症,低カリウム血症
- レストレスレッグス症候群
- 貧血

■循環器系
不整脈

病態
- 心臓の刺激伝導系*の異常や異所性興奮が生じて発生する.
- 透析患者では,心疾患,高血圧や糖尿病などを合併していることが多く,透析に伴う変化(循環血液量,電解質,酸塩基平衡の急激な変化),低酸素血症,貧血,動静脈シャントなどが誘因となり,不整脈が生じやすい.

検査と診断
- **自覚症状**
  - 動悸,息苦しさ,胸痛,脈の結滞など自覚症状が出現したときは,不整脈の可能性も考え,ECGモニターを装着する.不整脈の診断には,12誘導心電図,ホルター心電図が必要である.
  - 不整脈は,頻脈性不整脈(心拍数100/分以上)と徐脈性不整脈(心拍数50/分以下)に分けられる.
- **透析中によく見かける不整脈**
  ① **上室性期外収縮**:P波を伴う.QRS波は基本洞調律の波形と同じ形であり,RR間隔より早く次のQRS波が出現する.
  ② **心室性期外収縮**:P波を伴わない幅広いQRS波が,基本洞調律のRR間隔より早期または代償性に出現する.
  ③ **発作性上室性頻拍**:RR間隔は一定でQRS幅は狭く,心拍数は150~250/分である.
  ④ **心房細動**:f波が認められ,RR間隔は不規則である.
  ⑤ **心房粗動**:鋸歯状のF波を認め,RR間隔は一定である.
  ⑥ **心室頻拍**:心室性期外収縮が3連発以上続く場合で,規則正しい幅の広いQRS波が100~250/分で連続して出現する.
  ⑦ **心室細動**:振幅の異なる不規則な波形が認められ,有効な心拍出量が得られない致死的不整脈である.
  ⑧ **洞不全症候群**
  - Ⅰ型:洞徐脈,心拍数50/分以下の徐脈が持続する.

> **ココがポイント!** 不整脈の治療の目的は致死性不整脈による突然死の予防と強い自覚症状の軽減である!

---

*洞結節→房室結節→心室のヒス束→プルキンエ線維へと刺激が伝わり心臓が収縮する.

検査と診断

- Ⅱ型：洞停止または房室ブロック．
- Ⅲ型：徐脈頻脈症候群．
⑨**房室ブロック**
- Ⅰ度：PR間隔が延長（＞0.20秒）している．
- Ⅱ度：P波の後にQRS波が脱落する状態である．
  - **ウェンケバッハ（Wenckebach）型**：PR間隔が徐々に延長し，QRS波が脱落する．
  - **モビッツ（Mobitz）Ⅱ型**：PR間隔の延長がなく，QRS波が突然脱落する．
- **Ⅲ度（完全房室ブロック）**：P波とQRS波がまったく別々に出現している状態である．

治療

- 不整脈の治療は，不整脈が致死的となる可能性がある場合（高度徐脈，心室頻拍や心室細動），自覚症状が強い場合，不整脈により透析継続が困難な場合に行う．
- 不整脈の誘因となる貧血の治療，水分・塩分の管理が必要である．透析条件の緩和（血流速度・除水速度の低下），ECUMの併用，CAPDの選択などの考慮も必要となる．
- 緊急時には，電気的除細動，体外式ペーシングが必要な場合がある．洞不全症候群，Ⅱ度以上の房室ブロックで意識消失，発作，めまいなどの自覚症状を伴う場合はペースメーカー植え込み術が適応となる．

合併症

- 心疾患（虚血性心疾患，心臓弁膜症，心筋症，心不全など），高血圧症，貧血，自律神経障害など．

薬剤

- 抗不整脈薬は，薬物動態，排泄経路，副作用に注意し，用量，投与間隔の調整が必要である．

> **MEMO**
> ### 発作性上室性頻脈のアブレーション治療
>
> 　上室性頻拍症や心房粗細動などの頻脈性不整脈の治療として，走行中の血圧が保てない状態，失神などの重篤な症状がみられる場合，頻拍発作が薬剤抵抗性または副作用のため薬物治療の継続が困難な場合，カテーテルアブレーションの適応となる．
> 　カテーテルアブレーションとは，頻脈性不整脈治療を目的としてカテーテルを用い不整脈の原因となっている箇所を高周波エネルギーで心臓組織を焼灼して不整脈の根治を図る治療法である．

●不整脈

●看護のポイント

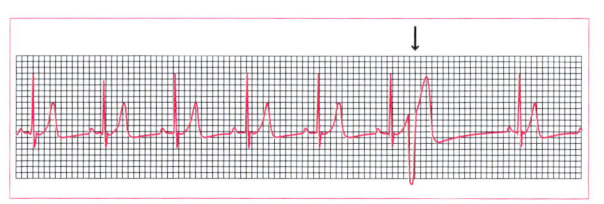

観察事項	観察のポイント
●自覚・他覚症状 　●脈拍のリズム不整	●動悸 ●息切れ ●胸痛 ●脈がとぶ ●めまい ●失神 ●胸内苦悶感

■図1　心室性期外収縮（RonT）

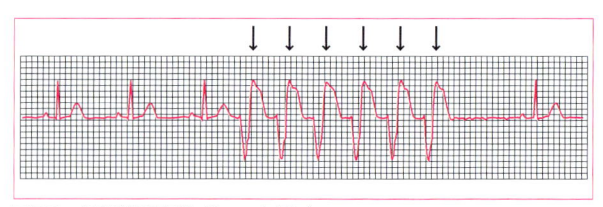

■図2　心室性期外収縮（ショートラン）

> **注意**
> - 透析前の高カリウム血症，透析後の低カリウム血症で不整脈が発生する．
> - 致死的不整脈の発生に注意し，症状があれば心電図モニターを早めに装着する．

考えられること	対応
● 心室性期外収縮(RonT〔図1〕，ショートラン〔図2〕，多源性〔図3〕)	● 期外収縮の数，発生部位，種類により危険度が変わるため，心電図モニターを観察する
	● 心筋梗塞，心筋症，弁膜症，心不全では心室頻拍になるため抗不整脈薬を投与する
● 過換気症侯群	● 紙袋などを用いて呼気のCO_2を再呼吸させ，ゆっくり呼吸させる
● 発作性上室性頻拍（150～250/分）	
● 心房細動（Af：P波多数RR間隔は不規則，図4）	● 緊急性は低いが，脳梗塞などを引き起こすこともあるため，ワーファリン®内服による予防と心電図モニターを観察する
● 心房粗動（AF：のこぎり波）	
● 心室頻拍（VT：QRS100～250/分）	● 血圧測定，無脈性なら除細動を行う

不整脈

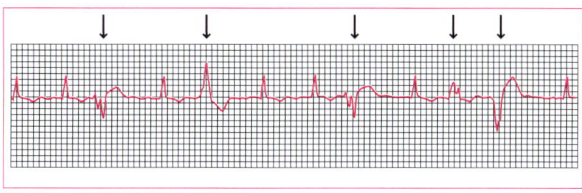

■図3　心室性期外収縮（多源性）

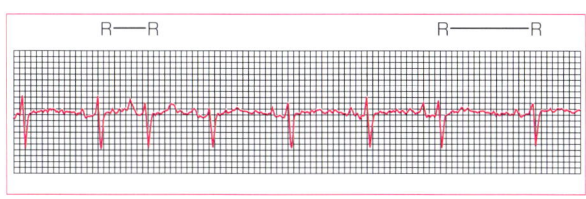

■図4　心房細動（Af）

観察事項	観察のポイント
● 徐脈性	● 心拍数50以下. 40以下では高度の徐脈
● 頻脈性	● 心拍数100以上. 150以上では高度の頻拍
● その他（バイタルサイン）	● 血圧 ● チアノーゼ

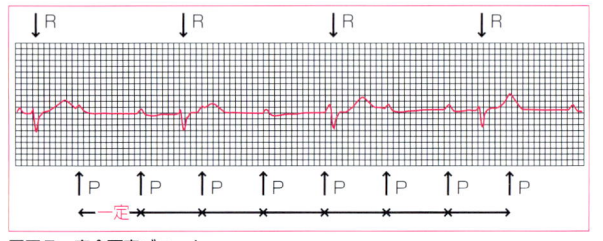

■図5　完全房室ブロック

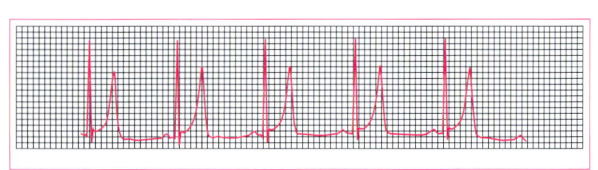

■図6　先鋭T波

考えられること	対応
●完全房室ブロック（P波とQRS波は別々に出現，**図5**） ●高カリウム血症（先鋭T波，**図6**）	●ペースメーカーが第一選択である（意識消失やめまいなどの症状があれば対象） ●採血にてナトリウム・カリウム濃度を確認，臨時透析を至急開始し，GI療法，イオン交換樹脂を併用する
●うっ血性心不全 ●ジギタリス中毒	●透析，ECUMによる除水，胸部X線写真，心エコー，胸部CT，MRIによる検査を行う ●薬物血中濃度の測定と強心薬を中止する
●心室細動（Vf：P波なく幅広いQRS波で無秩序で危険，**図7**） ●透析後半の低カリウム血症	●除細動，エピネフリンを投与，CPRを開始する ●透析後半に不整脈があればKClを補充する
●高血圧 ●低血圧 ●貧血	●透析，ECUM，降圧薬の使用 ●透析困難，昇圧薬，抗不整脈薬の使用 ●EPO投与，輸血

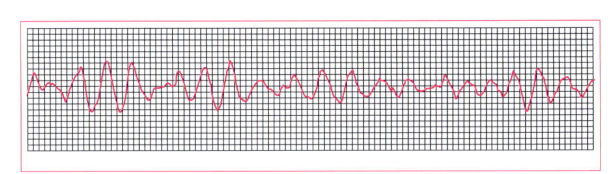

■図7　心室細動（Vf）

■循環器系
心不全

病態
- 心ポンプ機能が低下して，臓器への血液灌流が低下し，うっ血をきたすなど，循環動態に異常を起こす症候群である．
- 透析患者における心不全の原因の多くは，体液増加に伴う循環血液量の過剰，動静脈シャントによる静脈還流の増加，貧血に伴う心拍出量の増加などであり，高拍出性心不全が多い．
- **透析患者における心不全の主な原因**：①体液過剰，②心疾患（虚血性心疾患，心臓弁膜症，不整脈，心筋症など），③高血圧症，④貧血，⑤動静脈シャント，⑥動脈硬化症，⑦血清電解質異常，⑧低アルブミン血症，⑨副甲状腺機能亢進症など．

検査と診断
- **自覚・他覚所見**
  - 呼吸困難，息切れ，全身倦怠感などの自覚症状と，浮腫，起坐呼吸，泡沫状痰，肺野のラ音，頸静脈怒張などの他覚的所見が重要である．
- **検査**
  - **胸部単純X線検査**：心拡大，肺うっ血，胸水貯留などを認める．
  - **心電図**：虚血性心疾患，不整脈の診断に有用である．
  - **心エコー検査**：心内腔の拡大，心収縮力の低下，拡張能の低下，弁膜症，心囊水貯留の有無の診断，下大静脈径の測定を行う．
  - **その他**：脳性ナトリウム利尿ペプチド（BNP），心房性ナトリウム利尿ペプチド（ANP）の測定，動脈血ガス分析や酸素飽和度の測定を行う．

治療
- ファーラー位にして肺うっ血を軽減させ（血圧が安定している場合），同時に酸素投与を行う．
- 血圧が保たれている場合は，体液過剰が原因であることが多く，透析による除水を行う．
- **増悪因子の除去**：塩分・水分摂取量の制限を行い，体重増加を抑制する．適正体重の再評価，貧血の改善，栄養状態の改

> **ココがポイント！** 塩分，水分の制限，DWの適正化など心負荷の軽減で改善しないときは基礎心疾患の合併を疑う！

治療
善，動静脈シャントによる静脈還流の増加に対してはシャント縫縮術の考慮が必要である．
- 透析時間の延長，頻回透析，ECUMの併用なども検討する．また，CAPDの選択も考慮する．

合併症
- 心疾患（虚血性心疾患，不整脈，心臓弁膜症，心筋症など），高血圧症，貧血，肺炎など．

薬剤
- アンジオテンシン（ACE）阻害薬，アンジオテンシンⅡ受容体拮抗薬（ARB），β遮断薬には，心機能改善効果が報告されている．
- 急性増悪時には，血行動態改善のために亜硝酸薬，昇圧薬，血管拡張薬などを投与する．

MEMO

透析心

透析療法は腎不全の治療に多大な成果を上げてきているが，透析療法自体により心臓に対し，物理的かつ代謝上の負荷が常にかかっている．心疾患の進行予防のためには，早期診断・早期治療が重要である．

早期診断のためには，年2回以上の心エコー検査が望ましく，これによって弁石灰化・弁狭窄・弁逆流などの弁膜疾患を除外し，さらに冠動脈疾患が疑われるときには，負荷シンチ検査，心臓カテーテル検査などを行う．

上記検査にて弁膜疾患，冠動脈疾患を除外し，心筋症による心機能低下と診断された場合には，以下の治療を行う．

①適正な基礎体重の再設定をする．
②高血圧症に対しては収縮期血圧140mmHg以下，拡張期血圧90mmHg以下の降圧療法を行う．
③貧血にはエリスロポエチン，ダルベポエチンなどの投与にてHb10～12mg/dLに保つ．
④カルシウム，リン代謝，二次性副甲状腺機能亢進症については透析前リン値3.5～6.0mg/dL，補正カルシウム値8.4～10mg/dL，インタクトPTH 60～180pg/mLに保つ．保存療法にてインタクトPTHが180pg/mLにコントロールできないときは副甲状腺摘出術（PTx）を行う．
⑤最も望ましい治療は，機会があれば腎移植を受けることである．

●心不全

●看護のポイント

観察事項	観察のポイント
●透析間の体重増加が多くないか	●適正体重(ドライウェイト)まで、透析による除水ができているか
●血圧管理が適正に行われているか	●収縮期血圧150mmHg以下、拡張期血圧100mmHg以下を維持できているか
●食事によりリンやカルシウムを多く摂取していないか	●透析前血清リン濃度が3.5〜6.0mg/dLを維持できているか ●透析前血清カルシウム濃度の標準値(8.4〜10.0mg/dL〔4.2〜5.0mEq/L〕)を維持できているか
●貧血が亢進していないか	●Ht 30〜33%、Hb 10〜11g/dLを維持できているか

> **注意**
> - 糖尿病や高脂血症,高齢者は動脈硬化になりやすい.
> - 狭心症や心筋梗塞の履歴があれば要注意.
> - シャント血流が多すぎても心不全に陥る.

考えられること	対応
● 透析のたびにドライウェイトまで除水できない場合には,過剰な水分を常に体内に残してしまうことになり,心臓への負担を増す	● 体重増加は体重の5％以内を目標にする.特に週末から2日空いたときに,心不全に陥りやすいことを説明し理解を得る ● CTRやクリットラインを測定し適正体重の再検討をする
● 血圧の管理が悪く高血圧が長期に持続すると,心臓肥大を生じて心臓への負担が増す	● 血圧測定が行われているか,変動があるかを管理ノートでチェックする.また,降圧薬の内服が適正に行われているかを聞き取り,指導する
● リン,カルシウムの管理が悪いと,心臓の筋肉の働きを障害したり,心臓の弁の石灰化から弁膜症(大動脈弁狭窄症や僧帽弁閉鎖不全症)を生じて心不全を起こしやすくなる	● リンを多く含む食品を摂取していないかを聞き取り,必要によっては栄養士による栄養指導を行う ● 透析患者は通常,低カルシウム血症を呈する.活性型ビタミンD製剤の投与が必要
● 貧血は心臓の働きを障害し,心不全を起こしやすくする.腎性貧血(鉄欠乏性,二次性副甲状腺機能亢進症,透析,アルミニウム蓄積,炎症など),消化管出血,腫瘍によっても亢進する	● Ht値を継続的に観察記録し,エリスロポエチン製剤や鉄剤などが効果的か評価する ● 透析時の失血(ダイアライザ凝固)に注意する ● 日和見感染の有無や日ごろの健康状態を聞く

心不全

■循環器系
動脈硬化症，ASO

病態
- 動脈硬化の要因は，①透析自体，②脂質異常症（高脂血症），③高血圧症，④耐糖能異常（糖尿病前症，糖尿病），⑤肥満，⑥痛風（高尿酸血症），⑦運動不足，⑧ストレス，⑨カルシウム代謝異常，⑩加齢（老化），⑪遺伝子，⑫喫煙がある．ここでは閉塞性動脈硬化症（ASO）を中心に解説する．
- **ASO**：動脈硬化の進展により，動脈壁の石灰化，内腔の狭窄が生じる．主に下肢の動脈に発生し，間欠性跛行が生じる．透析症例では身体活動が制限されており，歩行時の症状がないまま重症化することが多い．

検査と診断
- 下肢の虚血による自覚症状をベースにしたフォンテイン分類（表1）によって4段階に分ける．治療の開始時期の目安となる．

■表1　フォンテイン分類

Ⅰ度	下肢の冷感，しびれ
Ⅱ度	間欠性跛行
Ⅲ度	安静時下肢痛
Ⅳ度	下肢の皮膚潰瘍，下肢壊疽

- **眼底検査**：直接，血管が非侵襲的に観察できる．動脈の反射が高まる，静脈が太くなる・蛇行する，動脈と静脈が交差する部分で静脈がくびれるなどがあり，進行すると銅線動脈や銀線動脈になる．
- **ABI**：下肢と上肢の血圧の比であり，足の動脈の詰まりを診断するというもの．その値が0.9未満であると詰まっている可能性が高く，その値が低いほど重症となる．
- 画像診断（血管造影，エコー検査，CT，MRアンギオグラフィ）．頸動脈のエコー検査は血管腔の観察ができる．
- **血管内皮機能検査法（FMD）**：上腕をカフで締め，駆血解除後の血管径増加率を超音波でみる簡便な検査．%FMDで表す．拡張率が低いほど内皮機能が衰えて，動脈硬化の危険度は高いと考えられている．

治療
- 保存的治療
  - 水分と血圧のコントロール．

> **ココがポイント！** 症状の出現を遅らせるため，原因疾患のコントロールと治療可能な早期の診断！

治療
- 必要な抗凝固療法の継続.
- 動脈硬化度の定期検査(6か月から1年に1度).
- 糖尿病の適正なコントロール.
- 禁煙.
- **積極的治療**
  - **冠状動脈狭窄**:血栓溶解療法,冠状動脈形成術・拡張術,ステント挿入術,バイパス術,抗凝固療法,不整脈に対する薬物療法,ペースメーカー挿入術,直流除細動器挿入術.
  - **脳・頸動脈狭窄症**:頸動脈血栓内膜剥離術,狭窄部拡張術,ステント挿入術,バイパス術.
  - **下肢閉塞性動脈硬化症**:血管拡張薬などの薬物療法,血管内治療(バルーン拡張術,ステント留置術,内腔形成術),血栓内膜除去術,バイパス術,交感神経節切除術,下肢切断術.

合併症
- ステントの閉塞,狭窄,抗凝固薬による出血など.
- 血管閉塞による末梢部の壊死,潰瘍,感染など.

薬剤
- アスピリン,ワーファリン®,チクロピジン(パナルジン®),シロスタゾール(プレタール®),アルガトロバン(ノバスタン®),イコサペント酸エチル(エパデール®)など.

MEMO

動脈硬化を起こしやすい部位と疾患の関係

アテローム性動脈硬化は太めの動脈(大動脈,総頸動脈,脳底動脈,冠状動脈,腎動脈,総腸骨動脈など)に起きる.また,細動脈硬化は,高血圧が続いているために,末端の細い動脈がいつも張りつめた状態となり,次第に血管の柔軟性が失われて起きる.脳実質内や腎実質内,眼の網膜の細動脈などに生じやすい.結果として,太めの動脈では,胸部の解離性大動脈瘤,腹部の大動脈瘤,狭心症,心筋梗塞,腎硬化症,下肢の動脈閉塞症などの疾患につながり,細い動脈では,脳梗塞,脳出血,くも膜下出血,眼底出血などにつながる.動脈硬化は無症状で進行するので,初期にはどの程度進行しているかは判断することが難しい.列記した疾患の前段階として脳に十分な血液が流れなくなった場合は,脳細胞の働きが低下し,頭痛,めまい,しびれ,記憶力の低下などのほか,興奮しやすくなるなどの精神症状がみられることもある.明らかな症状が出る前から,進行を抑えるための対策も重要である.

●動脈硬化症，ASO

●看護のポイント

観察事項	観察のポイント
●触診（動脈触知） 　●末梢循環の評価 　●血圧	●下肢の脈拍の触知（左右の比較）．足背動脈→後脛骨動脈→膝窩動脈→大腿動脈の順に確認 ●冷感の有無 ●圧痛の有無 ●浮腫の有無 ●上肢・下肢の血圧の差
●視診 　●皮膚の状態 　●爪の形 　●足の太さ	●傷の有無（潰瘍，壊死） ●チアノーゼ，蒼白 ●爪の変形 ●脱毛 ●足の太さ（左右差，筋萎縮，浮腫）
●自覚症状	●しびれの有無 ●疼痛の有無
●歩行状態	●間欠性跛行の有無

> **注意**
> - 腎不全の早期から動脈硬化を発症しているため，日常管理指導が重要．
> - ASOの早期発見法は，①聴くこと，見ること，触ること，②ABIやTBIの測定．
> - フォンテイン分類から動脈硬化の進行状況をみる．
> - フットチェックとフットケアから潰瘍，壊死，下肢切断を予防．

考えられること	対応
● 透析患者の動脈硬化は，内皮機能障害と慢性の微小炎症に血管の石灰化が生じて起こると考えられる ● ASOは下肢の末梢（足先）から病変が発症するため，下肢の冷感やチアノーゼなどの症状を観察する ● 動脈の拍動が触知できても，毛細血管や静脈が障害されていることがある ● ABI（足関節血圧/上腕血圧比） 　● 正常（0.9≦ABI≦1.3） 　● 動脈閉塞の疑い（ABI<0.9） 　● 動脈の石灰化（ABI>1.3） ● TBI（足趾血圧/上腕血圧比） 　● 動脈に障害あり（0.65未満） ● 糖尿病，腎性貧血，過剰な体液や蓄積した尿毒素が皮膚へ影響し，虚血状態となり脱毛や爪の変形，潰瘍が発生しやすく治癒しにくい ● フォンテイン分類（p.132参照）で，重症度をみる ● 歩行により運動量が増加し虚血症状が出現するため，筋肉痛，しびれ，脱力により歩けなくなる．休めばまた歩ける場合はフォンテイン分類Ⅱ度である ● 脊椎管狭窄症との鑑別が必要	● 血管病変を進行させない ● 日常管理指導 　● 適正な血圧管理（高血圧，水分・塩分のコントロール） 　● 血糖管理 　● カルシウム・リン管理（血管などへの異所性石灰化沈着を予防） 　● 脂質管理（高中性脂肪血症，低HDLコレステロール血症を予防） 　● 禁煙 　● 適度な運動 ● 定期的なフットチェック ● キズの早期発見と早期治療 ● フットケア指導 　● 足浴，爪切り，胼胝，鶏眼，白癬などの処置 　● 素足の禁止（靴下はゆったりした，色の薄いものを選ぶ） ● 靴選びの指導 ● 下肢挙上ストレステスト（仰臥位で足を挙上して足首を回し〔20～40回〕，すぐに座り，足を垂らし足先の色調をみる）の静脈充満時間で血流の状態をみる．正常3～4秒，脛骨動脈の狭窄では数秒延び，大腿動脈の閉塞では20秒以上になる

■循環器系

高血圧

病態
- 透析患者にみられる高血圧は，非透析患者に比べ体液増加による影響が大きい．
- 心血管合併症の重要なリスクファクターである．したがって，生命予後決定に関して最大の要因となる．
- 血圧は，心臓の機能，血液量，末梢血管の抵抗，によって決定されるため，それぞれの異常あるいはそれらが相互に関連し高血圧を引き起こす．
  ①昇圧薬の使用．
  ②食事や飲水量の増加に伴う体重増加，基礎体重の不適設定．
  ③動脈硬化，糖尿病，昇圧因子による血管抵抗の増加，自律神経機能障害．

検査と診断
- **血圧の目標**：透析前の血圧＜140/90（年齢，合併症などの個人差により一般化は難しいため設定されていない）．

治療
- 昇圧薬の投与あるいは誘発因子の除去（強心作用薬，エリスロポエチン，精神安定薬，睡眠薬，メンタルケア，喫煙や飲酒など生活習慣の是正など）．
- 適正体重（ドライウェイト）の設定．
- 水分，塩分や食事量の管理．
- 合併症の管理．

合併症
- 糖尿病，冠動脈疾患，脂質異常症など．

薬剤
- 利尿薬（フルイトラン®，ラシックス®，アルダクトン®など）．
- Ca拮抗薬（アムロジン®，アダラート®，コニール®など）．
- ACE阻害薬（レニベース®，エースコール®など）．
- ARB（ブロプレス®，ディオバン®，ミカルディス®など）．
- β遮断薬（インデラル®，テノーミン®など）．
- α遮断薬（ミニプレス®，カルデナリン®など）．
- αβ遮断薬（アーチスト®など）．
- 交感神経抑制薬（カタプレス®，アルドメット®など）．

> **ココがポイント！** 透析患者の高血圧治療では，適正体重の設定が重要！

■循環器系
低血圧

病態
- 持続的低血圧,透析時低血圧,起立性低血圧などに大別される.
- 血圧は体液量に依存するため,その変化に大きく影響される.したがって,透析中あるいは透析後の血圧低下が生じやすい.
- **原因**:通常は,除水に伴う循環血漿量の低下→交感神経による血管収縮→血管外から血管内への体液移動により循環血漿量が維持されるが,これらのメカニズムの異常で生じると考えられる.
  - 過剰,急激な透析,除水.
  - 脱水(下痢,嘔吐,発熱など).
  - 降圧薬の過剰投与.
  - ドライウェイトの不適正な設定.
  - 長期透析患者.
  - 心血管合併症.
  - 心筋梗塞,狭心症,不整脈,心嚢水貯留,慢性心不全,動脈硬化など.
  - 貧血.
  - 薬剤,ダイアライザ,透析液のアレルギー反応.

検査と診断
- **透析低血圧の定義,血圧の目標**
  - 透析中に何らかの処置を要する低血圧.
  - 透析開始時の血圧から約30mmHg低下.
  - 最低110/60mmHg以下にならないようにする.
  - 特に冠動脈疾患合併患者では拡張期血圧の下げすぎに注意する.

治療
- 体重増加のコントロール(塩分・水分制限,ドライウェイトの3〜5%以内).
- 透析時間,除水量,速度の適切な設定.
- ドライウェイトの設定.
- 個別の除水パターンの設定.

> **ココがポイント!** 透析患者の低血圧の多くは透析中あるいは透析後にみられ,除水に伴う場合が最も多い!

治療
- ECUMの併用.
- 透析液ナトリウム濃度の変更.
- 透析中の食事抑止.
- 透析中の体位変更（仰臥位）.
- 心血管合併症の治療.
- 貧血の治療.
- 輸液（50%ブドウ糖, 20%NaCl, 生理食塩水）.
- 昇圧薬の投与.

合併症
- 心・血管系の合併による死亡率が高い.

薬剤
- **昇圧薬**：ドロキシドパ（ドプス®）, メチル硫酸アメジニウム（リズミック®）, 塩酸エチレフリン（エホチール®）, ノルアドレナリン.

MEMO

適正体重の変更で透析関連低血圧を是正した症例

症例：52歳男性, 糖尿病性腎不全, 透析歴7年
基礎体重：60.5kg, 体重増加：3.3kg, 除水量：4.5kg

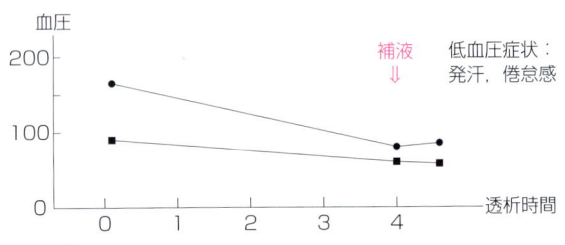

補液 ⇓

低血圧症状：発汗, 倦怠感

【5日後】
基礎体重：61.5kg, 体重増加：4.4kg, 除水量：4.5kg

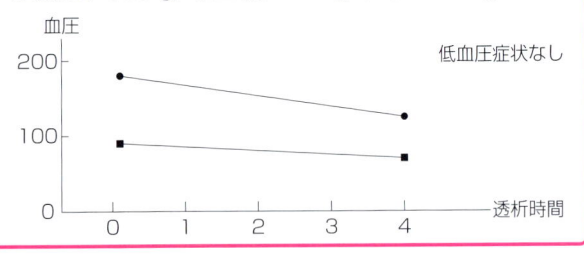

低血圧症状なし

■消化器系
消化管出血

病態
- 血液透析患者では, ①ヘパリンなどの抗凝固薬の使用, ②非ステロイド性抗炎症薬（NSAID）, ステロイドなど潰瘍を誘発しやすい薬剤の内服, ③消化管の循環障害による防御因子の低下, などにより消化管出血の原因となる潰瘍やびらんの頻度が高い.
- 上部消化管からの出血としてはAGML（急性胃粘膜病変）, 胃・十二指腸潰瘍が, 下部消化管出血としては虚血性大腸炎, 肛門病変が多い.
- 消化管悪性腫瘍の合併による出血も注意を要する.

検査と診断
- 患者から黒色便や, 腹痛, 吐下血の訴えのない場合も多いので, 常日ごろの透析時の診察が重要である.
- 定期血液検査の血色素濃度は, 検査後すぐに把握すべきである.
- 消化管出血が疑われた場合は, まず血液検査により血色素の変動, およびBUN・カリウムの上昇がないかチェックする.
- 便潜血反応がいちばん簡易なスクリーニングであるが, 吐下血などがある場合には, 緊急内視鏡検査が必要である.

治療
- 急性期には, 緊急内視鏡により出血源と程度を確認し, 止血術（エタノール局注やクリッピング）を行い絶食とする.
- 上部消化管出血の場合, 抗潰瘍薬を使用し, 透析時は抗凝固薬としてメチル酸ナファモスタットを使用する.
- 下部消化管出血の代表例である虚血性大腸炎の場合は, 絶食, 補液, 抗菌薬投与を行うが, 重症例（腸管壊死）の場合は, 外科手術が必要となる.

合併症
- 内視鏡検査時の消化管穿孔.
- 出血性ショック, 高カリウム血症.

薬剤
- 上部消化管出血では, PPI, H₂ブロッカーなどの抗潰瘍薬と胃粘膜保護薬を用いる.
- 下部消化管出血では, 絶食, 補液, 抗菌薬投与を行う.

> **ココがポイント!** 顔色の状態の把握や透析中の血液の色で気がつくことも多い!

●消化管出血

●看護のポイント

観察事項	観察のポイント
●全身症状（自覚症状を含む）	●症状出現時期の確認 ●顔色，爪色，口唇色の不良，眼球結膜の蒼白 ●全身倦怠感，脱力感，食欲低下，微熱，息切れ，呼吸促進，めまい，立ちくらみ，動悸，頻脈 ●意識レベルの低下（バイタルサインのチェック）
●便の性状と頻度 ●吐物の性状 ●腹部症状	●症状出現時期の確認 ●下血の状況確認（タール便，新鮮血） ●吐血の状況確認 ●出血量確認
●血液回路の血液の色の確認 ●検査所見（検査データの確認）	●血液の色が薄くなる

注意	抗凝固薬使用のため出血傾向にある．常に自覚症状，他覚症状，検査データに注意し，継続的チェックが必要である．

考えられること	対応
●出血による新陳代謝の低下があり，四肢冷感，易感染性，食欲減退のおそれがある ●出血による気分不快のための日常生活活動の低下がある	●食事，薬物，輸血療法への援助 ●安静の必要性を説明し，転倒などの危険防止に努める
●多量出血により，循環血液の低下をきたし血圧が低下することでショック症状を起こす可能性がある ●出血源がはっきりしないために止血処置ができず，貧血が進行する可能性がある ●便の性状にて，上部消化管出血か下部消化管出血の判断ができる	●血液ガス，SpO_2を測定し酸素投与 ●モニター装着 ●血管確保，補液の準備 ●医師の指示により，透析続行か中断かの確認 ●医師の指示により，輸血の準備，薬物療法 ●胃チューブ，SBチューブの準備や内視鏡検査の手配 ●外科的処置
●出血によりヘモグロビンが減少する ●抗凝固薬の使用により出血を助長させるため，急激に状態が悪化する場合がある ●再出血を起こす可能性がある	●医師への報告 ●抗凝固薬の変更 ●食事指導 ●薬物指導 ●不安，ストレス解消法 ●血液検査（血算）で貧血の程度のチェック ●血液生化学検査 ●血液凝固機能検査 ●便潜血検査

消化管出血

■泌尿器系
多嚢胞化萎縮腎と腎癌

病態
- 透析患者の萎縮した腎には，後天的に多嚢胞化萎縮腎（ACDK）という病態を生じる．
- ACDKは透析前の保存期腎不全でも少数発症するが，透析患者で高頻度にみられる．
- 透析期間が長いほど嚢胞化の頻度も程度も強い．
- ACDKの発症機序は不詳であるが，尿細管閉塞，尿毒素物質による影響が考えられている．
- ACDKは高率に腎癌が発生するため，透析患者の腎細胞癌の合併は健常者に比べ高率である（発生率は約10倍）．
- 透析患者全体では1.5％，透析10年以上の患者では5％とされ，スクリーニングが重要である．

検査と診断
- 検査はエコーかCTで行う．嚢胞化の程度と腎癌の有無を確認する．
- 一般には年1回のエコーまたはCTの定期検査が必要である．
- CTでは出血性嚢胞と腎癌の区別が難しく，その場合はエコーやMRIでの鑑別を行う．

治療
- 腎摘出術を行う．腎癌のある側のみを摘出する．
- より非侵襲的には，腹腔鏡下腎摘出術，後腹膜腔鏡下根治的腎摘出術なども行われている．

合併症
- 時に腎癌からの後腹膜腔出血がある．状態により，輸血，動脈塞栓術，腎摘出術が必要となる．

薬剤
- 最近，ネクサバール®という薬剤が腎癌に使用されつつあるが，透析患者では使用量の減量が必要である．

> **ココがポイント！** 腎癌は早期発見が最も重要．定期的なスクリーニング検査の必要性を理解してもらう！

カルシウム・リン代謝異常
二次性副甲状腺機能亢進症

病態
- 腎機能が低下するとリンの排泄ができず，体内にリンが蓄積する．
- 腎臓ではビタミンDの活性化ができなくなり，腸からのカルシウム吸収が低下し，血中のカルシウム濃度が低下する．
- 低カルシウム血症，活性型ビタミンDの欠乏，ならびにリンの蓄積が副甲状腺を刺激し，副甲状腺ホルモン（PTH）が分泌される．
- PTHにより腎臓でのリンの排泄，ビタミンDの活性化が亢進し，骨からカルシウムが動員され，体はバランスをとろうとする．
- 腎臓の機能が廃絶した透析患者では副甲状腺が常に刺激を受け，増殖・腫大しPTHを過度に分泌し続ける．この状態を二次性副甲状腺機能亢進症（2HPT）という．
- 副甲状腺の腫大が，びまん性過形成の段階から結節性過形成の段階へ進行してしまうと，カルシウムや活性型ビタミンDに抵抗性を示すようになる．

検査と診断
- **血液検査**
  - **血清PTHの上昇**：測定方法はインタクトPTHで評価する．
  - **血清カルシウム濃度**＊：未治療の場合は低カルシウム血症を示すこともあるが，治療中の場合は高カルシウム血症が問題となる．
  - **血清リン濃度**：6mg/dL以上の高リン血症は，透析患者の予後を悪化させる．
  - **血清アルカリフォスファターゼ（ALP）**：PTHの刺激により，骨からカルシウムが盛んに動員されている状態（線維性骨炎）では高値を示す．治療により低下する．
- **骨X線写真**
  - 病的骨折，線維性骨炎，異所性石灰化（p.148参照）の評

> **ココがポイント！** 副甲状腺の腫大が結節性過形成に進行する前に積極的にリン，カルシウム，PTHの管理を！

＊血清アルブミン（Alb）濃度が4g/dL未満の場合は補正カルシウムを用いる．補正カルシウム＝血清カルシウム＋4－Alb

検査と診断

価に有用である.

- **頸部超音波断層検査**
  - 副甲状腺の腫大の程度を把握することは,その後の治療への反応性を予測するうえで重要である.推定体積500mm³以上または長径1cm以上では薬物療法に抵抗性があることが予測される.

治療

- 生命予後に与えるインパクトがPTH,カルシウム,リンの順に高くなるので,まず高リン血症ならびに高カルシウム血症を是正する.ガイドラインの管理目標値(週はじめの透析前の値)は,リン3.5〜6.0mg/dL,補正カルシウム8.4〜10.0mg/dLである(**図1**).

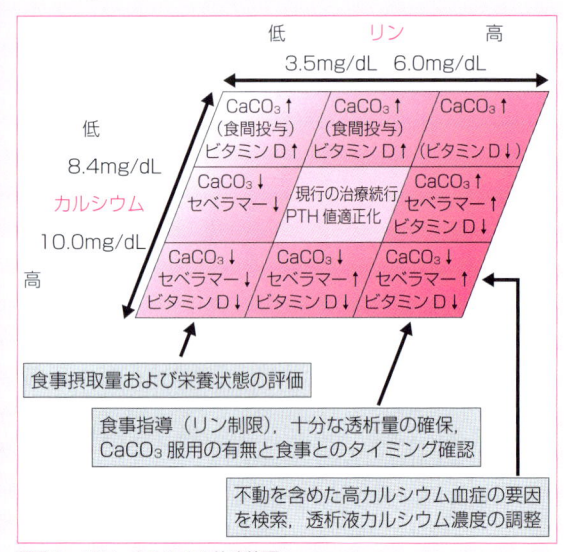

■図1 リン,カルシウム治療管理
- 高カルシウム血症ではビタミンDとCaCO₃減量・中止,高リン血症ではビタミンD減量・中止とリン吸着薬の増量を図る.
- 高リン血症で血清カルシウムが管理目標値内のときのCaCO₃増量は高カルシウム血症の出現に留意し,3g/日までの増量とする.
- 高リン血症で血清カルシウムが管理目標値以下のときはCaCO₃でリンのコントロールができないときにビタミンDを減量する.

(日本透析医学会:透析患者における二次性副甲状腺機能亢進症治療ガイドライン.日本透析医学会雑誌 2006;39(10):1443より)

治療
- リン，カルシウムが管理目標値に入れば，活性型ビタミンD製剤やカルシウム感受受容体作動薬を用いて，上昇したPTHを管理目標値内（インタクトPTH 60～180pg/mL）へ低下させる．
- 薬物療法によりPTH濃度を管理目標値内に保てない，もしくはそのために高リン血症や高カルシウム血症を生じてしまう場合は，速やかに副甲状腺摘出術または経皮的エタノール注入療法などのインターベンションを考慮する．

合併症
- 骨関節痛，イライラ感，不眠，かゆみなどの自覚症状．
- 進行性の骨塩量の減少と病的骨折．
- 異所性石灰化の進行．
- カルシフィラキシス（calciphylaxis，皮下組織の細動脈の中膜石灰化と内膜増生により難治性の皮膚潰瘍や壊疽を引き起こす予後不良な病態）．
- エリスロポエチン抵抗性貧血．
- 拡張型心筋障害．

薬剤
- **活性型ビタミンD製剤**
  - PTHの合成分泌を抑制するが，腸からのカルシウムやリンの吸収をも促進してしまうので，高カルシウム血症や高リン血症を生じないように十分に注意する必要がある．
  - **経口製剤**：アルファカルシドール（ワンアルファ®，アルファロール®など），カルシトリオール（ロカルトロール®など），ファレカルシトリオール（フルスタン®，ホーネル®）．
  - **静注製剤**：カルシトリオール（ロカルトロール®注），マキサカルシトール（オキサロール®）．
- **カルシウム受容体作動薬**
  - **塩酸シナカルセト（レグパラ®）**：副甲状腺のカルシウム感受受容体に作用し，カルシウムに対する感受性を高め，PTHの分泌を抑制する．副作用としては投与初期ならびに増量時にみられる悪心・嘔吐，食欲不振などの消化器症状に注意を要する．

●二次性副甲状腺機能亢進症

●看護のポイント

観察事項	観察のポイント
●検査データ(血液検査,X線,頸部エコー,頸部CT,骨塩量測定)	●血清リン,カルシウム値 ●PTH値 ●炎症反応 ●骨吸収,びらん,骨硬化像 ●副甲状腺の増大 ●骨塩量の低下
●内服,注射の確認(リン吸着薬,活性型ビタミンD製剤など) ●食事摂取状況	●検査データに基づいた投与量の確認 　●食前,食後薬の必要性の認識(内服管理) 　●リンの制限,蛋白制限食 　●食事制限へのストレス 　●便通コントロール
●異所性石灰化(血管壁,心臓の弁,腫瘤状石灰化,肺,皮膚)	●疼痛の部位,程度,持続時間 ●血圧の変動 　●不整脈の有無 　●弁膜症による心不全 　●低酸素血症 　●皮膚瘙痒感,皮膚潰瘍 　●X線,CT,心エコー,脈波伝導
●高回転骨,線維性骨炎	●骨・関節痛,骨塩量の減少 ●骨格の変形

注意	症状や治療が段階的に変化するため，変化に合わせた看護の提供が必要である．

考えられること	対応
● 高リン，低カルシウム，また活性型ビタミンDの低下によりPTHの分泌が促進される ● 二次性副甲状腺機能亢進の状態が持続することにより，副甲状腺肥大，腫瘍化する	● 保存的治療 　● リン吸着薬（炭酸カルシウム，リン吸着樹脂） 　● ビタミンD（経口薬，注射製剤） ● 外科的治療 　● 副甲状腺摘出術（PTx） 　● 副甲状腺エタノール注入術（PEIT）
● 内服忘れや患者の自己判断で中止するなどで，十分な効果が得られなくなる ● 制限のみを強調すると患者のストレスが増強するため，管理不足の要因をアセスメントすることが必要である	● 適切な服薬指導（リン吸着薬） ● 適切な食事指導（低リン食，蛋白制限食） ● 患者へ知識の提供をするとともに，話を傾聴し気持ちを理解してかかわる
● 心冠動脈壁の石灰化は狭心症，心筋梗塞の原因となり，心弁膜では弁膜症，肺では換気障害の原因となる	● 疼痛緩和（安楽な体位の工夫） ● 食事療法 ● 低カルシウム透析 ● HDF
● 疼痛によるADLの低下をきたし，心身の苦痛が増強するおそれがある	● 疼痛の緩和（鎮痛薬の使用方法を説明する） ● 安楽な体位の工夫 ● 急性期の安静の必要性を説明する

カルシウム・リン代謝異常
異所性石灰化

病態
- 異所性石灰化とは，骨や歯牙以外の組織にカルシウムとリンが沈着する病態である．皮下組織や骨関節と関節周囲の軟部組織への異所性石灰化と血管の異所性石灰化に大別できる．
- 関節周囲への異所性石灰化により，急性関節炎様の症状（発赤，腫脹，疼痛）を生じることがある．炎症所見が乏しくても，運動時痛や可動制限の原因となりうる．
- 近年，血管の石灰化は単なるカルシウム，リンの受働的沈着ではなく，高リン血症などにより血管平滑筋が骨芽細胞様に形質変化して起こる能働的な過程であると考えられている．

検査と診断
- **血液検査**：高リン血症，高カルシウム血症，PTHの異常高値ないしは異常低値（一定の傾向を認めない）．
- 異所性石灰化の部位診断には単純X線写真が適している．しかし，日常臨床レベルで簡便に石灰化の程度を定量化する方法はないのが現状である．
- 心臓エコーで弁膜の石灰化を評価することができる．
- マルチスライスCTによる冠動脈造影は冠動脈の石灰化を評価できるが，冠動脈の石灰化が高度になると内腔狭窄の有無の評価が困難となる．

治療
- 異所性石灰化は，すべての症例に有効な治療法がないため，予防が大切であり，リンのコントロールが最も重要である（p.152参照）．
- 活性化ビタミンD製剤ならびにカルシウム含有リン吸着薬の過剰投与により，高カルシウム血症が生じることも厳に避けなければならない．
- 副甲状腺摘出術後にカ

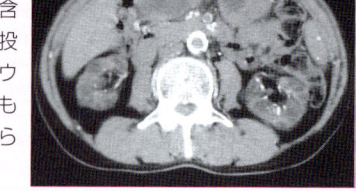

■図1　大動脈の石灰化

> **やってはダメ！** 医原性に高カルシウム血症や高リン血症をつくってはダメ！

治療 ルシウム，リンのコントロールが改善し，軟部組織の異所性石灰化が改善する例は認められるが，血管の異所性石灰化が改善することは期待しにくい（図1）．

合併症
- 透析患者において血管の石灰化は，心血管合併症の危険因子で生命予後を悪化させる．

薬剤
- **非カルシウム含有リン吸着薬（塩酸セベラマー，炭酸ランタン）**
  - 高カルシウム血症を避けつつ，リンを下げることができる．
- **塩酸シナカルセト（レグパラ®）**
  - 副甲状腺のカルシウム感受受容体に作用し，カルシウムに対する感受性を高め，PTHの分泌を抑制するが，腸からのカルシウムやリンの吸収を促進しない．むしろPTHが低下することにより骨の形成が起こり，カルシウムやリンが骨に消費され，血清カルシウム濃度や血清リン濃度が低下することから，異所性石灰化に対し抑制的に作用することが期待されている．
- **ビスフォスフォネート**
  - 骨粗鬆症の治療薬であるが，異所性石灰化の抑制作用が報告されている．しかし，蓄積による骨軟化症の問題もあり，透析患者への投与方法は確立されていないのが現状である．

異所性石灰化

●異所性石灰化

●看護のポイント

観察事項	観察のポイント
●血液検査値の把握	●K/DOQIガイドラインから 　●リン値3.5〜5.5mg/dL 　●カルシウム値8.4〜9.5mg/dL 　●インタクトPTH 150〜300pg/mL 　●Ca×P値<55 (mg/dL)^2
●食事内容，食事量	●リンの摂取量を把握
●服薬状況	●指示量と時間を守り内服できているか
●石灰沈着による症状 　●皮膚の瘙痒感，関節痛，眼の充血 　●心筋梗塞，脳梗塞，閉塞性動脈硬化症	●症状，部位と程度 　●血圧の変動 　●胸痛 　●頭痛 　●足背動脈の触知

> **注意**
> - リンは,高値が持続しても症状として出現しにくいため,低リン食と蛋白制限食,確実な内服により異所性石灰化の予防ができるように指導する.
> - 異所性石灰化の予防は,十分な透析,確実な内服,リン摂取量の制限が大切である.患者自身が日ごろから自分の検査値,治療内容を把握できるよう援助する.

考えられること	対応
● Ca×P値が高値になると,関節周囲や筋組織,血管壁,肺,心臓,皮膚,皮下組織,眼球結膜,角膜への石灰沈着の原因となる ● 副甲状腺ホルモンは高すぎても低すぎても異所性石灰化を助長させる	● 血液検査値の把握と説明 ● 石灰沈着による症状の説明 ● 心血管系への石灰沈着により生命へかかわる合併症を引き起こす可能性があることを説明する ● カルシウムが高値の場合はカルシウム濃度の低い透析液を使用する ● 副甲状腺ホルモンが高値の場合は二次性副甲状腺機能亢進症の治療を行う
● 過剰摂取により高リン血症となる ● 過少摂取により倦怠感や体力低下の症状を引き起こす	● 高リンの原因を患者と考える ● リン含有量が多い食品の説明 ● 低リン食,蛋白制限食の説明 ● 栄養士との連携 ● 十分な透析をする
● カルシウム製剤の投与量によりカルシウムを上昇させる ● 沈降炭酸カルシウムを空腹時に服用するとカルシウムを上昇させる ● 活性型ビタミンD_3は食後に服用しないと効果がない	● 内服の必要性を説明 ● 確実な内服の指導
● 石灰沈着の部位により,さまざまな症状が出現する	● 症状出現時は医師へ報告し,相談する ● 自覚症状がない場合でも,定期的に全身骨X線撮影,CT,心エコーの検査をし,異常の早期発見に努める

異所性石灰化

■カルシウム・リン代謝異常
高リン血症

病態
- 腎不全によりリンの尿中排泄がないため，血清リン濃度は上昇してしまう．

検査と診断
- **血液検査**：ガイドラインのリン管理目標値の上限6.0mg/dL以上．

治療
- **食事療法**
  - リン制限は蛋白制限を意味する．蛋白制限は上手に行わなければカロリー不足に陥る危険性がある．
  - ハム，ソーセージ，練り製品などの加工食品には防腐剤としてリンが天然の食材よりも多く含まれる．防腐剤のリンの観点からコンビニ弁当にも注意を要する（味付けも濃く，塩分の過剰摂取も心配）．
  - 便秘対策に乳製品を愛用したり，骨を強くするために乳製品や小魚の丸かじりを励行している患者もいるため，やめるように説明する．
- **透析療法**
  - リンは，小分子物質であるが，血液中よりも細胞内に多く存在するので通常の血液透析（週3回，1回4時間）では十分にリンを除去できない．
  - 高リン血症を有する患者には，リンの除去効率を上げるために，心負荷の許容量を考えたうえで可能な限り血流量を上げ，ダイアライザの膜面積を大きくする．しかし，心負荷を軽減する観点からは，施設で可能な限りの透析時間の延長を勧めることが望ましい．
- **リン吸着薬**
  - 食事療法と透析療法のみでは高リン血症が是正できず，リン吸着薬が必要となる場合が少なくない．
  - リン吸着薬は食べ物からリンを奪い取るので，胃の中で食事と混ざり合うタイミングで内服する．
  - 患者の食生活を理解し，食事中の蛋白摂取量に応じて分配

> **ココがポイント！** 患者自身にリンを下げたいと思わせなければ，高リン血症の治療は継続できない！

治療

する．たとえば，炭酸カルシウムを1日6錠内服する場合，昼と夕食に蛋白質を多く摂取するなら，朝1錠，昼2錠，夕3錠に分配して内服するなどの工夫が必要である．

合併症

- 高リン血症は異所性石灰化を促進し，患者の生命予後を悪化させる危険因子である．しかし，リンが高値を示していても，自覚症状に乏しいため，患者の協力が得にくい．この点で，リンは透析患者のSilent killer（静かなる殺し屋）といえる．

薬剤

- 各リン吸着薬の特徴を**表1**にまとめた．
- 高カルシウム血症があり，消化器症状のため塩酸セベラマーの継続が困難な症例では，炭酸ランタンに期待が寄せられる．塩酸セベラマーの消化器症状には用量依存性の面があり，炭酸カルシウムとの併用のうえで漸増していく併用療法が有効な場合がある．
- 各薬剤の特性を考慮し副作用の有無を観察しながら，各薬剤の長所を最大限生かせる併用療法を工夫することが重要である．

■表1　リン吸着薬の特徴

薬剤名	商品名	同じ用量によるリン吸着力の比較	胃内pHの影響の有無（制酸薬併用によるリン吸着力の低下）
水酸化アルミニウム[*1]	アルミゲル	1	無
炭酸カルシウム[*2]	カルタン，タンカル	1/2	有
酢酸カルシウム	PHOS-EX（健康食品）	1	無
塩酸セベラマー[*3]	レナジェル，フォスブロック	1/3	無
炭酸ランタン[*4]	ホスレノール	1	無

*1 アルミニウムの体内蓄積のため，1992年に透析患者への投与は禁忌．
*2 高カルシウム血症，異所性石灰化を促進する危険性があり，1日投与量は3g以下が望ましい．
*3 異所性石灰化の進行を抑制する，との報告あり．便秘，腹部膨満感などの消化器症状に注意（ソルビトールなどの浸透圧下剤との併用が有効なことがある）．
*4 嘔気，便秘，腹部膨満感などの消化器症状に注意．必ず食直後によくかみくだいて服用．

■透析アミロイドーシス
手根管症候群 (CTS)

病態
- 長期血液透析患者における手根管症候群では，β_2ミクログロブリン（β_2MG）由来のアミロイドが手根管内の横手根靱帯，屈筋腱滑膜に沈着し，手根管内圧が上昇し，正中神経は圧迫を受け絞扼性神経障害をきたす．
- 手の拇指，示指，中指，環指の橈側の正中神経支配領域に，しびれ，疼痛，知覚障害が生じる．痛みよりしびれを強く訴える傾向がみられ，夜間就寝中や透析中にしびれ，疼痛が増悪することがある．病態が進むと拇指球筋の萎縮を呈する（図1）．

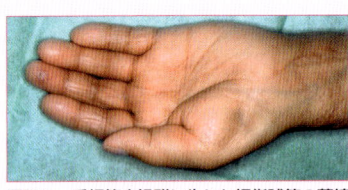

■図1　手根管症候群に生じた拇指球筋の萎縮

検査と診断
- ファレンテスト（Phalen test），チネル徴候（Tinel sigh）などの補助診断が臨床上有効だが，陽性率が低く確実な診断方法といえない場合があり，正中神経運動潜時（DML）などの電気生理学的検査が有効である．
- **ファレンテスト**：手関節を1分間，屈曲位にすると，正中神経領域のしびれが増強する．
- **チネル徴候**：手関節の掌側を叩打すると，正中神経領域にしびれや疼痛が拡散する．
- **正中神経運動潜時の遅延**：4.6ミリ秒以上の遅延．
- **正中，尺骨神経DML差の増大**：2.0ミリ秒以上．

治療
- **保存的療法**：薬物（消炎鎮痛薬，ステロイドホルモン）は有効性に乏しく，ステロイドホルモン局注は効いたとしても短期間しか効果がない．
- **手術療法**：メスで横手根靱帯を切離するオープン手根管開放術と，内視鏡下で行う内視鏡下手根管開放術がある（図2，3）．オープン手根管開放術では，増殖した腱鞘滑膜の切除

> **ココがポイント！** 夜間就寝中や血液透析中に，手のしびれ，痛みを生じたらCTSを疑う！

治療

もできるが，最近では侵襲の少ない内視鏡下手根管開放術が主流になっている．

- **アミロイドの原因蛋白であるβ_2MGの除去**：より効果的に除去する血液浄化療法として，オンラインHDF，サブラッド®などを用いたオフラインHDF，さらにはβ_2MG吸着器（リクセル®）の併用もある．

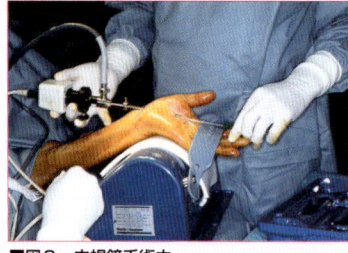

■図2　内視鏡手術中

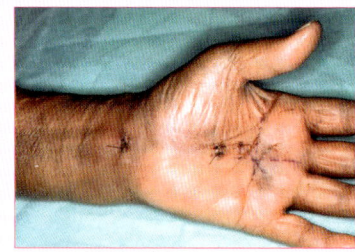

■図3　内視鏡手術後

合併症

- 手根管症候群に罹患した症例では，手指には弾発指（ばね指）も生じやすい状態である．弾発指は，指節間関節における狭窄性腱鞘炎が原因である．

薬剤

- **消炎鎮痛薬**：疼痛時に用いるが効果は薄い．
- **ステロイドホルモン**：少量（せいぜい5mg/日）を用いるが効果は薄い．長期的には使用しないほうがよい

●手根管症候群（CTS）

●看護のポイント

観察事項	観察のポイント
●知覚障害	●拇指から環指橈側のしびれ ●疼痛 ●知覚鈍麻
●運動障害 ●ADLの低下	●OKサインができる ●箸で食事をする ●ペンで字を書く ●ボタンの掛け外し ●ドアノブを回す ●関節可動域 ●筋力低下 ●疼痛やしびれの部位，程度 ●鎮痛薬の使用状況 ●睡眠状況
●検査	●β_2MG値 ●チネル徴候 ●ファレンテスト

注意	・長期透析患者における手関節痛は腱鞘炎との鑑別が重要である． ・再発のおそれがあることを患者に指導する必要がある． ・β_2MG吸着カラム治療の際は保険適用の条件がある． ・症状や治療が段階的に変化するため，変化に合わせた看護の提供が必要である．

考えられること	対応
・手根管内を通過する屈筋腱や腱滑膜，屈筋支帯などにアミロイドが沈着するため，腔管が狭くなり内圧が上昇して正中神経を圧迫する ・拇指球筋の萎縮による拇指対立機能障害が起こる	・臥位の場合は坐位または半坐位の姿勢にする ・手を握る ・手掌・前腕を挙上する ・ホットパックなどで加温する
・日常生活行動が制限されることによるストレスが生じる可能性がある ・障害による事故の危険性がある	・リハビリ 　・関節可動域を超える無理な運動は避ける 　・疼痛の強い運動は避ける ・透析効率を上げる 　・ハイパフォーマンス膜ダイアライザ 　・β_2MG吸着カラム治療 　・エンドトキシンフリー 　・HDF ・保存的治療 　・ビタミンB_{12}の投与 　・ステロイド，局所麻酔薬の注射 ・外科的治療 　・内視鏡下手根管開放術 　・オープン手根管開放術（手関節の圧迫を避ける）
・アミロイドを形成するβ_2MGの血中濃度は低分子蛋白除去効果を評価できる	・患肢を使いすぎないように指導する ・再発の可能性を説明する ・定期的な受診を勧める

手根管症候群

透析アミロイドーシス
破壊性脊椎関節症 (DSA)

病態
- アミロイド骨関節症は四肢における関節病変ばかりでなく，椎体にも病変を生じる（**図1，2**）．クンツ（Kuntz）により，破壊性脊椎関節症と発表された．

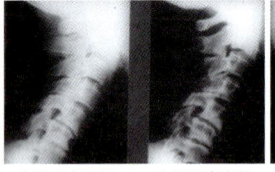

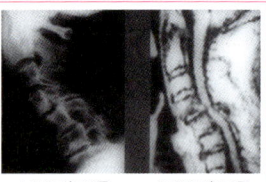

■図1　頸椎DSAの進行
1979年6月　1981年6月　1987年6月　1987年7月

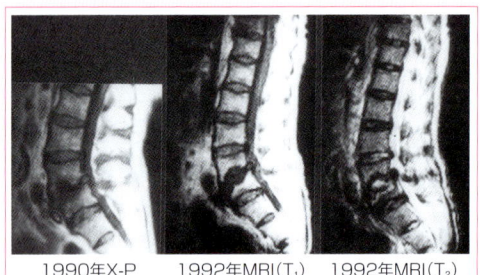

■図2　腰椎DSAの進行
1990年X-P　1992年MRI(T_1)　1992年MRI(T_2)

- **特徴**：①椎間腔の狭小化があり，②椎体の骨侵食像を伴い，③骨棘がない，ことがあげられる．
- **発症メカニズム**：アミロイドが椎間板や後縦靱帯，黄靱帯，椎体に認められ，アミロイド沈着が原因といえる．椎間板の脆弱性と破壊，後縦靱帯の脆弱性をきたし，椎体のアライメントが壊れてくると考えられる．椎体自体もアミロイドが沈着し，終板（エンドプレート）が破壊していき，一椎体からしだいに病変は多椎体の破壊へと進行していく．
- **DSAの好発部位**：頸椎ではC4/5，C5/6，腰椎ではL4/5と，

> **ココがポイント！** 手の巧緻障害，歩行障害をきたし，社会生活に重大な支障を及ぼす．十分な透析を行い，予防！

病態

比較的可動性の高い部位である．頸椎においては，下位頸椎ばかりでなく，C1，C2の上位頸椎にも滑膜増殖，偽腫瘍形成，骨嚢胞を生じる．

- **症状**：画像上異常が認められても，症状がないこともある．神経根症状や脊髄障害をきたす．神経根症状としては支配神経領域のしびれ，疼痛を生じ，脊髄障害としては深部反射の亢進，病的反射の出現，手の巧緻障害，痙性歩行を生じる．

検査と診断

- 単純X線写真，CT，MRIで判断するが，椎体の終板の破壊を認めることがDSAとしての診断根拠である．MRIが最も診断的価値の高い検査であると考える．

治療

- **保存的療法**：安静，コルセット着用，疼痛部へのホットパック，コールドレーザーなどの理学療法があげられる．
- **手術療法**：脊髄障害をきたしてきた場合は，手術療法の適応となる．前方固定術，椎弓形成術など脊椎病変の一般手術が考えられる．
- **β_2ミクログロブリン（β_2MG）の除去**：発症予防，進行防止には，β_2MGの可及的除去は必要であり，効果的なβ_2MG除去療法として，オンラインHDF，β_2MG吸着器がある．

合併症

- 手のしびれ，巧緻障害，痙性歩行，坐骨神経痛を生じる．

薬剤

- **消炎剤**：疼痛緩和に用いるのみで根治療法ではない．

●破壊性脊椎関節症（DSA）

●看護のポイント

観察事項	観察のポイント
● 神経根症状 　● 脊髄の支配神経領域のしびれ，疼痛 ● 脊髄障害 　● 手の巧緻障害 　● 痙性歩行	● しびれ，疼痛の程度と増悪 ● ADLの状態を観察 ● 箸がうまく使えない，書字がうまくできないなど，手先の細かな動きがしづらくなる ● 足が突っ張って歩きにくくなる
● 苦痛に対するストレス	● 苦痛の増悪や将来への不安

> **注意**
> - 症状が進行するとQOLに支障をきたすため，患者の症状や日ごろの行動をみながら早期発見に努める必要がある．
> - 病変は進行性で長期にわたり苦痛が続くため，苦痛の緩和と精神的なケアを行っていくことが大切である．

考えられること	対応

- β_2MGの蓄積
  - 長期透析により，β_2MGという蛋白がアミロイド線維を形成し，骨関節領域に沈着をきたす
  - アミロイド線維の沈着により，骨が破壊されて神経を圧迫し，症状が出現する
  - アミロイドは一度沈着すると溶解できない
  - 頸椎や腰椎に好発しやすい
  - 長期透析患者の骨は，骨粗鬆症のため脆弱で骨折しやすい
	- 透析中の苦痛の緩和
	  - 安楽な体位，疼痛への援助（温熱療法，マッサージ，鎮痛薬投与）
	- 日常生活指導
	  - 頸椎カラーや腰椎コルセットなどで首や腰の負担を軽減
	  - 首・腰に負担のかかる動作を避ける
	  - 尻もちをつかない（圧迫骨折を起こす）
	  - カラーの装着や歩行障害による転倒に注意する
	  - 通院透析患者は，ADLが著しく低下すれば家族の協力や送迎業者の協力を得る

- 抗炎症薬，ステロイド薬，鎮痛薬などの服薬により，消化管の潰瘍や消化管出血を起こすおそれがある	- 抗炎症薬，ステロイド薬，鎮痛薬などの常用による副作用を観察し，異常があれば医師に報告する（貧血データ，腹部症状，便色など）
- 病変は進行性で，苦痛や不安が大きい	- 精神的看護 - 患者の苦痛，不安な思いを傾聴する

DSA

■透析アミロイドーシス
骨嚢胞

病態

- **発症メカニズム**
  - 骨嚢胞性病変（**図1**）は単純X線，CT，MRIにて検討すると，関節外との交通を有している場合が多く認められる．

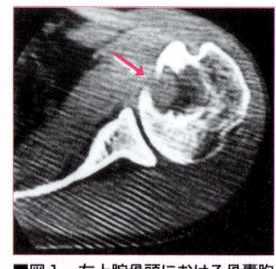

■図1　左上腕骨頭における骨嚢胞（CT像）

  - 病理組織学的に骨嚢胞性病変の形成を検討すると，①骨外の靭帯関節包，滑膜に沈着したアミロイドによる異物肉芽腫が生じ，それに続いて生じた炎症性線維肉芽組織の骨内部への侵入，②骨内における破骨細胞による骨内部からの侵食により骨嚢胞性病変が形成される，と考えられる．

- **症状**
  - 骨嚢胞だけでは疼痛を生じない場合も多い．滑膜炎が強いと腫張をきたし，強い疼痛が生じる．肩関節や股関節においては滑液包炎を生じる．

検査と診断
- 全身骨X線撮影を年1回チェックする．骨断層X線撮影，CT，MRIを行えば，骨嚢胞の透亮像がより明確となり，診断に寄与する．

治療
- $β_2$ミクログロブリン（$β_2$MG）の除去：可及的に$β_2$MGの除去を行う．効果的除去療法として，オンラインHDF，$β_2$MG吸着器がある．

合併症
- 骨嚢胞が大きくなると骨折をきたしやすく，特に大腿骨頸部の骨嚢胞は大腿骨頸部骨折の原因となるので注意する．

薬剤
- 疼痛腫張を生じてきた場合，消炎鎮痛薬や少量のステロイドホルモンの投与が必要となる．

> **ココがポイント！** 大腿骨頸部骨折の原因となりうる．十分な透析を行い，予防することが大切！

■CAPDの合併症
腹膜炎

病態
- 病原微生物の腹腔内への進入により生じる.
- 進入経路として,①回路とカテーテル管内を経由(操作時の回路汚染),②出口部からトンネル内のカテーテルが外側を経由(トンネル感染の悪化),③腸管壁から(腸管や憩室の炎症などから),④経腟から(腟から卵管を通って上行),などがある.

検査と診断
- 患者自身が把握できることがほとんどである.
- 初発症状として腹痛,時に腹膜刺激症状がある.悪寒,発熱を伴うことも多い.
- CAPD排液の混濁を認める(図1).
- 確定診断として,排液中の白血球数が100個/mm^{3}以上(好中球50%以上)であれば腹膜炎と診断できる.
- 細菌培養およびグラム染色で起炎菌を同定することは治療上重要である.

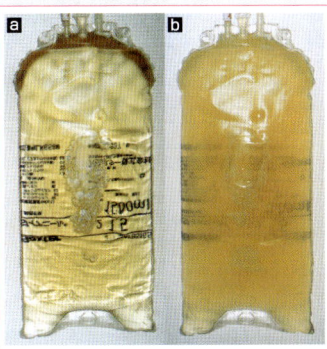

■図1 CAPDの排液
a:正常な排液(透明で下の文字が見える).
b:混濁した排液(にごりがあり,下の文字が見えない)

治療
- 診断確定のため,初回排液時にグラム染色,白血球数,細菌培養,感受性テストを行う.
- 混濁が強い場合,フィブリンによりカテーテルが閉塞することを防ぐために,透析液中にヘパリン(抗凝固薬)500~1,000単位/Lを追加し,数回洗浄することがある.
- 抗菌薬の投与は,各施設において過去に腹膜炎を起こした菌に対する感受性に基づいて投与ルールを決めておくことが推

> **ココがポイント!** 起炎菌の種類や抗菌薬治療への抵抗性によっては,カテーテルの抜去が必要!

治療
奨されている.
- 一般的に,グラム陽性菌に対してはバンコマイシンまたはセファロスポリン,グラム陰性菌に対しては第3世代セファロスポリンまたはアミノグリコシドが選択されることが多い.
- 投与方法として,点滴静注,透析液に添加し腹腔内投与,その併用がある.
- 培養結果と感受性が確定したあとは,抗菌薬治療の修正が適切に行われる必要がある.

薬剤
- 代表的な抗菌薬の腹腔内投与量を**表1**に示す(腎機能が残っている患者では経験的に25%まで増量すべきである).

■表1 抗菌薬の腹腔内投与量

	間欠(1日1回)	連続(バッグ交換ごと〈mg/L〉)
アミノグリコシド		
アミカシン	2mg/kg	LD25, MD12
トブラマイシン	0.6mg/kg	LD8, MD4
セファロスポリン		
セファゾリン	15mg/kg	LD500, MD125
セフタジジム	1,000〜1,500mg	LD500, MD125
その他		
バンコマイシン	5〜7日ごとに15〜30mg/kg	LD1,000, MD25
アムホテリシン	該当なし	1.5

LDは初回投与量(mg),MDは維持投与量(mg)

CAPDの合併症
出口部感染

病態
- 感染期間により，4週間未満の急性出口部感染と4週間以上の慢性出口部感染に分けられる．
- 出口部感染が4週間以上持続する症例では，外部カフ部を含めてトンネル部感染に移行することもある．

検査と診断
- 出口部の腫脹，疼痛，熱感，発赤を認める．
- 滲出液がある場合，無菌的に採取し，細菌培養，感受性検査を提出する．
- トンネル部感染では，カテーテルに沿った発赤，疼痛を認める．
- 補助診断として，エコー検査で膿瘍の存在が認められることもある．

治療
- 出口部の消毒回数の増加を指示する．
- シャワー，入浴は控えることが望ましい．
- 抗菌薬の内服を行うが，改善が乏しい場合，細菌検査の結果を参考に薬剤を変更する．
- 経静脈投与を行う必要がある場合も多い．
- 外部カフまで感染が認められた場合，外科的にアンルーフィング（皮膚の切開）やカフシェービング（カフの切除）が必要となる．
- 時に，難治性でカテーテルの入れ替えや一時的なCAPDの中止が必要となることもある．

薬剤
- 抗菌薬投与を行う．
- グラム陽性菌で，セフェム系では改善が乏しい場合，リファンピシンの投与やバンコマイシンの静注を行う．

ココがポイント！ 出口部ケアの必要性を患者に教育し，実践を認識させることが重要！

CAPDの合併症
被嚢性腹膜硬化症 (EPS)

病態
- EPSは，CAPD療法における最も重篤な合併症のひとつである
- びまん性に肥厚した腹膜の広範な癒着により，イレウス症状を呈する症候群である．
- 原因は現在のところ不明であるが，多数の因子の関与が考えられている（腹膜炎，透析液中の化学物質，エンドトキシン，透析液の酸度，殺菌薬など）．
- カテーテル抜去後，2年を経た発症の報告もある．

検査と診断
- 臨床症状として，イレウス症状（悪心・嘔吐，腹痛）が必発である．
- その他，低栄養，下痢，便秘，微熱，血性排液，腹水貯留などの症状が持続的，間欠的に出現する．
- 血液検査として，CRP弱陽性，末梢血白血球数の増加，低栄養による低アルブミン血症などがある．
- 画像診断では，腹部単純撮影におけるニーボー像などのイレウス所見があり，時に腹膜表面に広範で薄い石灰化像を認めることもある．
- エコー検査では，肥厚した腹膜に覆われた限局性の腹水や塊状の腸管を認める．典型例では，キーボード徴候を認める．
- CT検査では，腹膜の肥厚，広範な腸管の癒着像がみられる（図1）．
- 腹膜機能検査では，大部分の症例で発症前に除水能の低下，腹膜の高透過性を示す．
- 排液細胞診による異型中皮細胞の出現も参考となる．

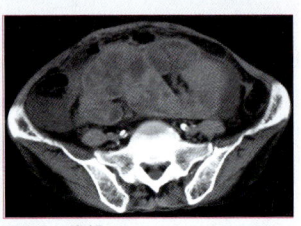

■図1　腹部CT

ココがポイント！ とにかく発症の予防が第一．CAPDが中止と判断されれば，患者を説得しHDへの移行を！

治療

- EPSは有効な治療法が確立されていない重篤な合併症であるため,可能な限り予防すべきであり,適切な時期のCAPDの中止がいちばん重要である(表1).

■表1　EPSのステージングと治療戦略

ステージ	臨床所見	治療方法
ステージ1:EPS前期	除水量の低下,腹膜透過性の亢進,PETでHigh,低蛋白血症,血性排液,腹水の貯留,腹膜の石灰化	腹膜休息,ステロイド
ステージ2:炎症期	CRPの上昇,排液中のWRCの増加,発熱,血清排液,腹水の貯留,体重減少,食欲の低下,下痢	ステロイド
ステージ3:被囊期	炎症所見の低下,腸閉塞症状(悪心・嘔吐,腹痛,便秘),腹部腫瘤の触診,腹水	ステロイド,高カロリー栄養
ステージ4:イレウス期	持続する腸閉塞症状(悪心・嘔吐,腹痛,便秘),腹部腫瘤の触診,全身状態の悪化	高カロリー栄養,外科的剥離手術

(中元秀友:EPSの病態.中本雅彦ほか編:透析療法事典.第2版.医学書院;2009.p.404より)

- 除水能の低下,PET(腹膜平衡試験)でのHigh,腹膜の石灰化,血性排液,持続的CRP弱陽性,難治性腹膜炎,排液細胞診における異型中皮細胞の出現などが中止の判断材料となる.
- EPSを発症した場合,CAPDは中止し,絶飲・絶食によるTPN(中心静脈栄養)を行う.
- ステロイド薬投与を行う.
- イレウス症状が悪化し,腸管穿孔,腸管壊死を合併した場合は外科治療が必要になる.また,腸管の剥離術がイレウス症状の改善に有効なことがある.
- 腹膜カテーテルの抜去は,個々の症例により時期を判断する(洗浄との兼ね合い).

薬剤

- ステロイドの投与が一般的であるが,感染性腹膜炎が存在しないことを確認したうえで,慎重に投与する必要がある.
- 血中のエンドトキシン高値の場合は抗菌薬投与を行う.

●CAPDの合併症

●看護のポイント

観察事項	観察のポイント
《腹膜炎》 ● CAPD排液の性状（混濁の程度），排液量 ● 消化器症状（悪心・嘔吐，下痢，腹部膨満感） ● 全身症状（腹痛，腹部の圧痛，反跳痛，倦怠感，発熱）	● 排液の混濁の程度（メーカーの排液観察をするシートを参考にする） ● 除水量の低下：浮腫の程度 ● 低蛋白血症
《出口部感染》 ● 局所（出口部）：発赤，腫脹，熱感，疼痛，圧痛，瘙痒感，出血，湿潤，排膿，不良肉芽 ● 全身：発熱	● カテーテルを持ち上げて，カテーテルの下の部分も観察する ● カテーテルの皮下トンネルの部分から出口部にかけて軽く押さえ，圧痛や押さえることにより排膿を確認
《EPS》 ● イレウス症状（悪心・嘔吐，腹痛） ● 参考症状：低栄養，るいそう，下痢，嘔吐，微熱，血性排液，限局もしくはびまん性の腹水貯留（カテーテル抜去後），腸管蠕動音の低下，腹部に塊状物の触知	● 症状と血液検査，X線の診断所見をあわせて観察 ● 発症前に除水量の低下を示し，腹膜の高透過性を示す ● カテーテル抜去後に3か月または半年ごとに症状や上記の検査所見を観察

> **注意**
> - CAPDの合併症を起こさないために，CAPD療法を確実に行い，体力を低下させないよう日常生活の指導をする．
> - 合併症の初期症状が出たら，直ちに受診をすることが大切である．

考えられること	対応
- 感染経路：p.163を参照 - 免疫の低下 - 物質透過性の亢進（蛋白の喪失量が通常の2倍以上になることがある） - 物質透過性亢進による透析液中ブドウ糖の体内への吸収促進のため除水量が低下する	- 混濁が発生したら，低濃度透析液あるいは生食で2～3回洗浄 - 抗菌薬の全身または局所（透析液バッグ内）投与 - 症状の改善のために対症療法 - 除水困難となれば，一時的にHD，ECUMを行う - 原因の究明と再教育
- 感染，不良肉芽形成，液漏れ，掻き傷，かぶれ（テープ，消毒薬による）など - 不適切な固定による刺激 - 感染の悪化により，トンネル感染から腹膜炎を併発	- 出口部の洗浄，消毒，安静 - 抗菌薬の投与 - 感染原因の究明（固定，消毒法，かぶれなど），対策を試みる
- 除水不全が持続：残腎機能が廃絶した症例で，2.5％ブドウ糖透析液4回交換（8L）以内の使用で除水量が500mL/日以下，PETでHighを呈する場合 - 腹膜劣化を疑わせる	- CAPDは中止 - 基本的に絶飲，絶食が原則 - 経鼻管を挿入し，消化管内圧を減圧 - TPNを行う - 薬物療法：非感染症例ではステロイド薬が第一選択 - 外科的治療

EPS

■CAPDの合併症
腹膜機能低下

病態
- CAPDでの除水は，血液側から透析液側へ腹膜を介して浸透圧差により水が移動することによる．
- 腹腔内には水分（腹水）をリンパ管から吸収する機構が存在．
- 除水量は以下のようになる．
  　CAPD除水量＝腹膜における限外濾過量（浸透圧差による除水）－リンパ管による水分吸収
- 除水能の低下は，腹膜毛細血管壁の透過性の亢進により浸透圧差が短時間で消失する場合（長期CAPD患者に多い）か，リンパ管による吸収の増大（脱水時，炎症時）などで生じる．

検査と診断
- 毎日の除水量，体重の変化から判断される．
- PET（腹膜平衡試験）による腹膜透過性の亢進も参考になる（図1）．

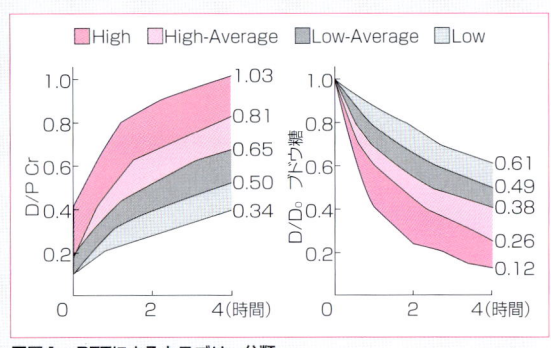

■High　■High-Average　■Low-Average　■Low

（D/P Cr: 1.03, 0.81, 0.65, 0.50, 0.34）
（D/D₀ ブドウ糖: 0.61, 0.49, 0.38, 0.26, 0.12）

■図1　PETによるカテゴリー分類

治療
- 高浸透圧のCAPD液の使用や，イコデキストリン透析液（エクストラニール®）の使用により一時的に除水量を増加させることは可能である．
- 根本的解決には，腹膜における除水能の改善が必要であり，一時的なCAPD中断（腹膜休息）を行うことが多い．

> **ココがポイント！** 長期CAPD患者の除水能の低下はEPSの発症リスクが高く，CAPD中止の選択が多い！

高カリウム血症,低カリウム血症

病態

- 透析患者の場合,血清カリウムが5.5mEq/L以上を高カリウム血症,3.5mEq/L未満を低カリウム血症という.
- 血清カリウム濃度は腎機能が正常であれば3.5~5.0mEq/Lの狭い範囲で維持されている.
- 成人の体内カリウムの約90%は細胞内に存在し,細胞外液は1.5%程度にすぎない.
- 細胞内のカリウム濃度は100~150mEq/Lである.このため種々の要因で血清カリウム値は変動する.
- 透析患者の高カリウム血症,低カリウム血症の主な原因を**表1,2**に示した.
- 日常,遭遇する主な高カリウム血症の原因は摂取過剰であり,低カリウム血症の主な原因は摂取不足,嘔吐,下痢である.

■表1 透析患者の高カリウム血症の主な原因

カリウムの体内蓄積
● 摂取過剰 ● カリウム負荷(輸血,輸液) ● 低アルドステロン症(アジソン病) ● 薬剤(ACE阻害薬,ARB,ヘパリン,カリウム保持性利尿薬)

再分布
● アシドーシス ● インスリンの欠乏 ● 薬剤(β遮断薬,ジギタリス製剤) ● 細胞崩壊(熱傷,横紋筋融解症,血管内溶血)

偽性高カリウム血症
● 溶血(採血手技の不手際など) ● 血小板増多症,白血球増多症

■表2 透析患者の低カリウム血症の主な原因

体内カリウム量の減少
● 摂取不足 ● カリウム喪失(下痢,嘔吐,透析液への喪失) ● 高アルドステロン症(原発性,二次性) ● 薬剤(下剤,カリウム喪失性利尿薬,グリチルリチン製剤)

再分布
● アルカローシス ● インスリン過剰 ● 薬剤(β_2刺激薬,テオフィリン)

検査と診断

- **血液検査**
  - 血清カリウムの測定を行う．低カリウム血症ではCPK（クレアチンフォスフォキナーゼ）などの筋酵素の上昇がみられることがある．
- **心電図**
  - 高カリウム血症では，まずT波の先鋭化が起こり，さらに高値になるとP波の消失，PQ時間の延長，QRS幅の延長がみられ，ついにはサイン波状となり心室細動，心停止に移行する．
  - 低カリウム血症では，T波平低化，U波の出現に始まり，ST低下，QT時間の延長がみられ，さらに低値になると心室細動へと移行する．

治療

- **高カリウム血症**
  - 透析療法は即効かつ確実であるが，緊急を要するときは即効性のある治療法のなかで準備ができたものから開始するべきである．
- **低カリウム血症**
  - 透析中に不整脈が出現する場合や重篤な症状がある場合は，カリウムの補給を行う．経口摂取が望ましいが緊急を要する場合は，点滴静注を考慮する．

合併症

- 高カリウム血症では，神経系，骨格筋に影響を与え，筋力低下，弛緩性麻痺，四肢末端のしびれ感，口唇周囲の知覚異常などをきたす．高度の場合，心室細動を起こし死に至る．
- 低カリウム血症も神経・筋症状が主体で，筋力低下，麻痺，横紋筋融解を起こすことがある．平滑筋にも影響し，便秘，麻痺性イレウスを起こすこともある．ジギタリス投与中の患者は中毒に注意を要する．

薬剤

- **高カリウム血症**
  - **即効性**
    - 8.5%グルコン酸カルシウム（カルチコール®）の静注．
    - グルコース・インスリン療法．
    - 重炭酸ナトリウム（メイロン®）の静注．

> **ココがポイント！** カリウム摂取の許容量を患者が把握することが大事．多い場合はイオン交換樹脂を内服！

薬剤
- β₂受容体刺激薬（サルタノール®，ブリカニール®）の吸入・点滴静注.
- **遅効性**
  - イオン交換樹脂（カリメート®，ケイキサレート®，アーガメイトゼリー®）の経口またはカリメート®，ケイキサレート®の注腸.
  - ループ利尿薬（ラシックス®）の静注.
- **低カリウム血症**
  - 塩化カリウム（スローケー®）.
  - 代謝性アシドーシスのあるとき，Lアスパラギン酸カリウム（アスパラカリウム®）.
  - 高度の低カリウム血症（<2.0mEq/L）では塩化カリウムの点滴静注を行うが，カリウム濃度，投与速度に注意する.

> **MEMO**
> **カリウム摂取の留意点**
> - 野菜は水にさらしたり，茹でこぼして調理するが，根菜は葉物よりカリウムが抜けにくいことに注意する.
> - 乾燥野菜，乾燥果物，干物類は少量にする.
> - バナナ，メロン，芋類，豆類などのカリウムの多い食品は控えめにする.
> - 健康食品はカリウムを含むことがあるため注意する.
> - 医療用漢方薬の7割に含まれる甘草はグリチルリチンを含むため，低カリウム血症に注意する．一方で，市販の漢方薬はカリウムを含むことがあるので注意する.

● 高カリウム血症，低カリウム血症

●看護のポイント

観察事項	観察のポイント
《高カリウム血症》 ● 自覚症状 ● 全身状態 ● カリウム値測定	● 知覚異常：手足のしびれ，口唇のしびれ，口のこわばり，ものが言いにくい ● 筋肉の症状：四肢の倦怠感・脱力感 ● 神経症状：イライラ感，頭痛 ● 胸部症状：動悸，息苦しさ，不整脈，テントT波，心拍減少から意識消失，心停止 ● その他：消化管出血，便秘，熱傷など ● カリウム値 　● 5.5mEq/L以上で要注意，6.0mEq/L以上で危険 　● データと症状出現の関連は個人差がある
《低カリウム血症》 ● 自覚症状 ● 全身状態 ● カリウム値測定	● 知覚異常：手足のしびれ，口唇のしびれ ● 筋肉の症状：全身倦怠感，筋力低下 ● 消化器症状：食欲不振，悪心・嘔吐，腹部膨満，腸閉塞 ● 胸部症状：T波の平坦化，U波の出現，房室ブロック，不整脈 ● カリウム値：3.5mEq/L以下

> **注意**
> - 手足,口唇のしびれなどの症状を訴えるため,ほかの疾患との鑑別が必要.
> - カリウムは水溶性のため,水にさらしたり,茹でこぼしたりすることで,1/5〜1/2に減らすことができる.
> - 患者は健康のために,漢方薬や健康食品を常用することがあるため注意.

考えられること	対応
● カリウムの過剰摂取 　● 高カリウム含有食品(果物,生野菜,芋類,豆類,海藻,インスタントコーヒー,漢方薬,一部の栄養補助食品など) 　● 輸血 　● カリウム製剤,カリウム含有製剤 ● 透析不足 ● カリウムの体内分布異常:熱量不足,消化管出血,溶血,筋の挫滅,熱傷,インスリン欠乏,アシドーシスなど	● 緊急透析:透析開始時は,頻回のバイタルサイン,モニター,カリウム値のチェック ● イオン交換樹脂の内服(ケイキサレート®,カリメート®,アーガメイトゼリー®) ● 十分な透析:透析条件の検討,シャントの再循環の有無 ● 食事指導 　● 日ごろからデータをもとに指導する 　● カリウムを多く含む食品の制限 　● 食品のカリウムの減らし方(水にさらす,茹でこぼす) 　● 漢方薬,健康食品は常用の有無を確認 ● 排便コントロール
● カリウムの摂取不足 ● カリウム流出:嘔吐,下痢	● カリウムの補給:点滴,内服 ● 食事指導:カリウムを多く含む食品の摂取

レストレスレッグス症候群

病態
- レストレスレッグス症候群（RLS）は，むずむず脚症候群，下肢静止不能症候群ともよばれる．
- 下肢を中心に異常知覚（蟻走感）を生じ，強く足を動かしたいという欲求が生じる．また，周期的に下肢を動かす．
- 安静臥床状態で症状が発現・増強し，四肢を動かすことにより改善する．症状は夕方から夜間に増悪する．
- RLSを起こす誘因と疾患には，慢性腎不全（血液透析），鉄欠乏性貧血，妊娠，胃切除後，閉塞性睡眠時無呼吸症候群（特に治療中），関節リウマチ，パーキンソン病，健常高齢者，多発神経炎，脊髄疾患，葉酸欠乏，ビタミンB欠乏，バルビタール系薬剤の離脱期，三環系抗うつ薬，カフェインなどがある．
- 腎不全透析患者では，きわめて高率にRLSが発生する．しかし，RLS患者のなかで最も多いのは基礎疾患のない健常高齢者である．
- 脳内のドーパミンの減少が原因となる疾患（パーキンソン病など）にRLSの合併が多い．RLSの薬物療法としては，種々のドーパミン作動薬やL-ドーパが有効である．逆に，ドーパミン遮断作用のある抗精神病薬によりRLSの症状が悪化することなどからも，ドーパミン合成障害仮説を支持できる．

検査と診断
原因不明の不眠症として扱われていることが多く，RLSと診断されている例は，推定有病率と比較してもはるかに少ない．異常知覚が日中には存在せず，夕方から夜間にかけて出現するという特徴を念頭に問診を行えば，RLSを診断することは容易である．

治療
- 続発性RLSの場合は，原疾患の治療によってRLSの症状が軽減される．
- 鉄欠乏性貧血に合併したRLSでは，鉄剤の投与によって貧血が改善されればRLSも改善する．
- 慢性腎不全のように原疾患が難治性の場合もあり，RLSに

> **ココがポイント！** 症状を知り，よく聞けば不眠症のなかからRLSを見つけることができる！

治療 対する薬物療法の併用が必要となることが多い．使用される薬物としては，抗てんかん薬のクロナゼパム，パーキンソン病薬の種々のドーパミン作動薬あるいはL-ドーパが用いられる．ドーパミン作動薬あるいはL-ドーパは，パーキンソン病と比較して少量を投与する．

合併症
- 症状は年余にわたり，重症度が変動しつつ経過する．経過中のうつ病の併発に注意が必要である．

MEMO

RLSの存在は，17世紀から知られていたが，restless legs syndromeという病名は1960年にEkbomにより名づけられた．有病率は，欧米では人口の5～15％といわれ，アジア人でも3～5％程度といわれる．睡眠薬治療に抵抗性の不眠（入眠障害）の原因で，有病率は加齢につれて上昇する．

多くのRLSは孤発性と考えられるが，一部には家族性のRLSが存在することが明らかとなり，遺伝子解析の結果から，第9，12，14染色体が注目されている．

RLSは，既知の身体疾患や物質に伴う続発性RLSと，原因不明の特発性RLSに大別される．続発性RLSでは，原疾患の病状をコントロールすることによってRLSの症状が軽減される場合が多い．続発性RLSのなかに鉄や葉酸の欠乏する疾患が含まれていたことが，特発性RLSの病態解明の糸口を与えている．特発性RLSの病態仮説としては，脳内におけるドーパミン合成障害仮説が有力である．ドーパミン合成の際，補酵素として働く鉄の中枢神経系への輸送障害，葉酸の欠乏によるドーパミンの合成障害である．

貧血

病態
- 血液透析（HD）患者には，貧血が多発する．その原因としては，エリスロポエチン（EPO）の相対的欠乏，鉄の欠乏，尿毒素，透析操作に関連する要因，栄養素の不足，感染や炎症などがある．
- EPOは，成人では主として腎臓で産生される造血ホルモンである．EPOの相対的欠乏による貧血を腎性貧血という．腎性貧血は，慢性腎臓病となり，血清クレアチニンが2.0mg/dLを超えた時点から認められ，4.0mg/dL以上となると必発する．

検査と診断
- 血液検査はHb，Ht，TSAT（トランスフェリン飽和度）を実施する．
- 自覚症状として，息切れ，めまい，疲れやすさなどがある．
- 消化管出血が疑われるときは便潜血，黒色便の有無を確認．

治療
- HD患者では，検査用の採血や透析後の透析回路の残血で赤血球中の鉄が失われ，鉄欠乏性貧血となりやすい．鉄の欠乏はESA低反応性の最大の原因である．一方，過剰な鉄は酸化ストレスを増強させる．

> 鉄補充療法の開始基準（ガイドライン*より）
> TSAT 20%以下，および
> 血清フェリチン濃度100ng/mL以下

- HD患者では透析回路から投与する．貧血の改善程度を勘案しながら，最大で週1回3か月間，ないしは透析毎に計13回を投与の目安とする．
- 不十分な透析はESA（赤血球造血刺激因子製剤）療法低反応の直接原因となる．また，透析液の清浄化によりESA反応性は向上する．

> ESA（赤血球造血刺激因子製剤）療法の目標Hb値（ガイドライン*より）
> HD患者：10〜11g/dL
> （活動性の高い比較的若年者：11〜12g/dL）

ココがポイント！ 鉄剤の適正な使用，透析液の清浄化，十分な透析により高価なESA製剤を節約しよう！

治療
- 低栄養は貧血の大きな要因である．また，カルニチンやビタミン摂取の不足，亜鉛欠乏も貧血の原因となる．
- 感染や炎症が存在すると，ヘプシジンの産生が増加して十二指腸粘膜からの鉄吸収を阻害したり，貯蔵鉄の動員阻害を介して貧血を増長させる．
- ESAの使用や鉄剤の使用により，慢性腎臓病患者への輸血の頻度は低下している．
- ガイドライン*によると，赤血球輸血の適応は，極端なESA低反応例，出血や溶血による急激な貧血の進行例，手術時などに限られるべきである．

薬剤
- **ESA**
  - エポエチンアルファ（エスポー®），エポエチンベータ（エポジン®）：rHuEPO（遺伝子組み換えヒトEPO）で，静脈内投与での半減期は4～9時間である．HD患者では毎透析終了時に，750～3,000単位を透析回路から静脈内投与する．貧血の程度により量を増減する．
  - ダルベポエチンアルファ（ネスプ®）：半減期は静脈内投与で約25時間である．HD患者では，1回10～40μgを週1回または2週に1回投与する．
  - CERA（持続的EPO受容体活性化剤）：血中半減期が約130時間と長い．現在臨床治験中である．

MEMO

EPO製剤は，1990年にHD患者の腎性貧血に保険適用となった．それ以前は，腎性貧血の治療は，輸血，鉄剤の投与，蛋白同化ステロイド薬による治療しかなかった．当時のHD患者のHt値は，20～24％にすぎず，QOLやADLはきわめて不良であった．頻回の輸血のため，鉄過剰症を招き，HD患者の皮膚は「特有の色素沈着」を示していた．また，当時まだ同定されていなかった肝炎ウイルス（C型肝炎ウイルス）による肝炎発症がしばしばみられた．EPO製剤は，透析患者にとって，まさに「魔法の薬剤」であった．

*日本透析医学会：2008年版「慢性腎臓病患者における腎性貧血治療のガイドライン」．透析会誌 2008；41(10)：661-716．

●貧血

●看護のポイント

観察事項	観察のポイント
《急激に貧血が進行》 ● バイタルサインの確認 ● 貧血の程度, 進行状況 ● 出血の有無（便の色, 外傷, 皮下出血） ● 性器出血（女性の場合）	● 血圧の変化 ● 意識レベルの低下 ● 顔色の不良 ● 検査データの観察（Hb, Ht, RBC, Fe, UIBC, 血小板） ● いつから貧血が進行しているか ● 血圧低下・上昇はあるか ● 出血部位・範囲・量・回数 ● いつから出血しているか ● 便の性状（黒色便, タール便, 新鮮血） ● 不正出血の量・期間
《慢性的に貧血が進行》 ● 貧血の程度, 進行状況 ● 回路内の残血 ● 栄養状態 ● 鉄欠乏 ● 透析量	● 上記の観察項目 ● ダイアライザ, 血液回路内残血の程度 ● 十分な栄養が摂れているか ● 食欲, 摂取量, 食事内容 ● 皮膚の色・張り ● 検査データ：アルブミン, TSAT, フェリチン ● 十分な透析ができているか
《自覚症状》 ● 動悸 ● 息切れ ● めまい	● 脈拍の変化 ● 息切れ, めまい, ふらつきはないか

注意	出血による急激な貧血は，症状の訴えがなく，透析中の血圧低下で気づく場合がある．血圧低下時は，出血を念頭において症状の観察・対処が必要となる．

考えられること	対応
● 貧血が急激に進行した場合：透析中にショック状態を引き起こす危険性がある ● 黒色便，タール便の場合：上部消化管からの出血が考えられる ● 透析患者は，少量の出血であっても透析時は抗凝固薬を使用しているため出血が多くなり，貧血が進行しやすい	● 透析中の観察を行い，医師へ報告する ● 急激な血圧低下などには，医師の指示のもと，生理食塩水の点滴や昇圧薬の投与を行う ● 出血が確認できたら，透析の開始を遅らせ医師に報告する．抗凝固薬の変更または透析の中断などの対策がとられる ● 出血の原因検索，治療が行われる
● 慢性的に回路内に残血が残る場合：透析のたびに血液が失われ貧血が進行する ● 栄養不足の場合：貧血の治療薬を使用しても改善されない ● 透析不足の場合：尿毒症物質による造血能の阻害	● 残血が続いている場合は医師へ報告する ● 医師の指示により，抗凝固薬，ダイアライザの検討が行われる ● 十分な栄養が摂れるように栄養指導が必要 ● 十分な透析を行う
● ふらつきがあれば転倒の危険がある	● 動悸，息切れの症状があるときは安静にする．ゆっくりとした動作を心がけ，外出時などで症状が出現した場合は，その場で座るなどして転倒を避けるように生活指導を行う

貧血

8 安全管理

- 感染対策
- 事故防止・対策
- 災害対策

感染対策

1. 透析室の特徴
- 透析室は交差感染が起きやすく,患者は感染を受けやすい(**表1**).

■表1 透析室の特徴

患者	● 透析患者は免疫能が低下(易感染性)している ● 糖尿病,高齢者の透析導入が増加,さらに免疫能低下の患者が多くなる ● 肝炎,MRSAなどの感染症キャリア患者の存在
環境	● 一度に通院・入院患者が多数集まる ● 透析機器,ベッドを共有 ● 複数のスタッフがフロア内で業務を行う
透析療法	● 血液を大量に体外循環するため,血液の漏れ,飛散が起こりやすい ● 治療時間が3〜5時間と長時間

2. 標準予防策(スタンダードプリコーション)
- すべての湿性生体物質は何らかの感染性があるというCDC(米国疾病対策センター)ガイドラインに基づいた予防策である.
- 湿性生体物質(**表2**)に接する,または曝露の可能性がある場合に行う基本的予防策である(**表3**).

■表2 湿性生体物質の種類

- 血液
- 粘膜(口,鼻,眼,消化管,直腸,肛門)
- 汗を除く体液(唾液,粘膜からの分泌液,鼻腔分泌液,膿,尿,糞便,胸水,腹水,嘔吐物,消化液,創傷からの滲出液,気管支分泌物,精液,膣分泌液,羊水など)
- 創傷のある皮膚(手荒れ,皮膚病変を含む)

3. 手洗いの種類
- 手洗いの種類を**表4**に示す.

4. 各種病原体の感染経路別分類
- 各種病原体の感染経路別分類を**表5**に示す.

5. 感染患者への対策
- 血液媒介感染は透析室では特に注意する.

《B型肝炎》
- **起炎ウイルス**:B型肝炎ウイルス.
- **感染経路**:血液媒介感染.

■表3 標準予防策一覧

標準予防策	透析室における感染対策
手指衛生	● スタッフの手洗いの徹底 ● ディスポーザブル手袋装着前後の手洗い ● 手指に傷がある場合は創部を覆い,自身への感染防止 ● 患者への手洗い励行 ● ブラッドアクセスの十分な消毒 ● ブラッドアクセスの感染の有無を確認
個人防御器具の適切な使用	● 透析操作時には手技ごとのディスポーザブル手袋の交換,ゴーグル・マスクの装着,清潔な予防衣の着用
呼吸器衛生/咳エチケット	● 患者,スタッフともに咳が出る場合はマスクの着用 ● インフルエンザ,MRSAなど呼吸感染がある場合は,患者にマスクを着用し透析を行う.感染性が高い場合はベッドの固定,スクリーンを置く
針,その他の鋭利物の取り扱い	● 透析回路からの薬剤注入は清潔に行う ● 注射器,穿刺針はリキャップをせず,耐貫通性の容器に入れ,感染性廃棄物として処理する
患者に使用した医療器具の取り扱い	● 透析装置,ベッド,床などに付着した血液は拭き取った後,0.05〜0.1%次亜塩素酸ナトリウム溶液で清拭する ● 聴診器,体温計,血圧計のカフは使用後,毎回,消毒用アルコールで清拭を行う
患者配置	● ベッド間隔1m以上 ● HBV,HCVなど感染キャリアのベッドは固定する.スタッフの動線が非感染者と交わらないようにする
環境対策	● 医療機器表面 　● 透析装置のノブや取っ手,器具カート⇒低水準・中水準の消毒・洗浄 ● ハウスキーピング表面 　● 手の高頻度接触表面(ドアノブ,ベッド柵,電灯スイッチ,トイレ周辺など)⇒低水準・中水準の消毒推奨または掃除 　● 手の低頻度接触表面(床,窓,敷居,カーテン,ブラインド,壁)⇒肉眼的血液汚染がなければ掃除
リネンの適切な取り扱い	● シーツ類,枕カバーは患者ごとに,埃,髪の毛などの清掃.リネン類の交換は毎週1回 ● 感染症患者の使用後,湿性生体物質の付着時は毎回交換

- **予防・治療**:B型肝炎ワクチン,抗HBsヒト免疫グロブリン.
- **臨床的特徴**:成人初感染の場合は通常,急性肝炎で治癒し,終生免疫を得る.約1%が劇症肝炎をきたす.日本の肝硬変,肝細胞癌の約30%はHBV慢性肝炎である.
- **対策**
  - **透析ベッド**:原則,透析ベッドを固定し,可能であれば隔離透析を行う.優先順位として,HBe抗原陽性者,HBs抗原陽性者,

■表4 手洗いの種類

種類	方法		
日常的手洗い	日常生活において行う液体石けんによる手洗い		
衛生的手洗い（病院感染予防のための手洗い）	流水による手洗い	抗菌成分を含まない液体石けん（薬用石けんを用いることもある）	生体消毒薬を用いない手洗い
		消毒薬配合スクラブ	生体消毒薬を用いた手洗い
	擦り込みによる手洗い	速乾性手指消毒薬	
手術時手洗い（術中感染予防のための手洗い）	消毒薬配合スクラブを用いた厳密な手洗い（仕上げとして速乾性手指消毒薬を用いる）		

（透析医療における標準的な透析操作と院内感染予防に関するマニュアル 三訂版 <http://www.touseki-ikai.or.jp/htm/07_manual/doc/20080627_kansen.pdf> p.12より）

■表5 各種病原体の感染経路別分類

感染経路	代表的な病原体
血液媒介感染	B型肝炎ウイルス，C型肝炎ウイルス，HIV，梅毒トレポネーマなど
接触感染	黄色ブドウ球菌（MRSA），緑膿菌（MDRP），腸球菌（VRE），ノロウイルス，ロタウイルス，アデノウイルス，疥癬など
飛沫感染	インフルエンザウイルス，ムンプスウイルス，風疹ウイルス，髄膜炎菌，百日咳菌，インフルエンザ菌，肺炎マイコプラズマ，肺炎クラミジアなど
空気感染	結核菌，麻疹ウイルス，水痘ウイルス

（透析医療における標準的な透析操作と院内感染予防に関するマニュアル 三訂版 <http://www.touseki-ikai.or.jp/htm/07_manual/doc/20080627_kansen.pdf> p.38より）

HCV抗体陽性者の順に固定する．
- **防護器具**：専用のマスク，ガウン，ゴーグルを着用する．露出部に傷がある場合は注意する．
- **医療器具**：血圧計，聴診器，体温計は専用とし，使用後はアルコールで清拭する．透析セットなど，処置するものはディスポーザブル化する．
- **リネン類，ベッド周囲**：患者ごとに交換，またはディスポーザブルシーツを使用する．ベッド柵，オーバーテーブルは0.1〜

1％次亜塩素酸ナトリウム溶液で清拭し，その後水拭きする．

《C型肝炎》
- **起炎ウイルス**：C型肝炎ウイルス．
- **感染経路**：血液媒介感染．
- **予防・治療**：有効予防薬はない．C型肝炎の治療はインターフェロンによる抗ウイルス療法．
- **臨床的特徴**：C型肝炎ウイルスはB型肝炎に比し感染力は弱い．HCVキャリアは長時間かけ肝硬変・肝癌に移行する率が高い．
- **対策**：B型肝炎ウイルス対策に準じる．

《HIV感染》
- **起炎ウイルス**：HIVウイルス（ヒト免疫不全ウイルス）．
- **感染経路**：血液と性交渉を媒介とする感染．
- **予防・治療**：有効予防薬はない．抗HIV薬3剤併用療法＊．初回治療の効果が最大であることから，きわめて重要．
- **臨床的特徴**：感染力は弱く，加熱・消毒で不活化する．通常5～8年の無症候性キャリアを経てAIDS関連症候群を発症する．
- **対策**：標準予防策に加え，発症している場合は個室透析．処置中はゴム手袋を常時使用．帽子，長靴着用．検体，伝票には所定のマークをし，関係者との共通認識を徹底する．

《MRSA》
- **起炎菌**：MRSA（メチシリン耐性黄色ブドウ球菌）．
- **感染経路**：接触感染．自分自身の保菌が別の部位に感染（内因性感染）とキャリアの分泌物，手，環境，医療器具を介して間接的に感染（外因性感染）．
- **予防・治療**：標準予防策の遵守．治療薬は塩酸バンコマイシン，硫酸アルベカシン．
- **臨床的特徴**：院内感染の70％を占める．黄色ブドウ球菌より菌力は弱いが，感染症を発症すると有効な抗生物質がほとんどないことが問題．
- **対策**：標準予防策，感染性の高い患者はベッドの固定，血圧計・聴診器・体温計の専用使用，カーテンなどで仕切りをする．

＊ヌクレオシド系逆転写酵素阻害薬（NRTI），非ヌクレオシド系逆転写酵素阻害薬（NNRTI），プロテアーゼ阻害薬（PI）．

事故防止・対策

1. 抜針事故
- 透析中の抜針事故には，自己抜針と自然抜針の2種類があり，大量出血につながる危険度の高い医療事故である．

《考えられること》
- **自己抜針の要因**
  - 認知症や意識障害のある患者，高齢者で理解力の低い患者自身が無意識または故意に抜針する．
- **自然抜針の要因**
  - 発汗や皮膚の状態によりテープの固定が緩む．
  - テープの固定方法の不備による．
  - 体動時，回路が引っ張られて抜針する．

《観察項目》
- 穿刺部周辺の皮膚の軟膏の有無（穿刺前に穿刺部が洗ってある）．
- テープは回路と皮膚に十分密着している．
- シャント肢は，観察しやすいように掛け物をしない．
- 体動時に回路が引っ張られないようにループ状に固定する（**図1**）．
- 自己抜針の可能性のある患者に対して，観察しやすいベッド配置にする．
- 必要時は装具を工夫し，穿刺部を保護する（**図2**）．
- 空気検知器や血液センサーなどを活用し，早期発見ができるようにする（**図3**）．

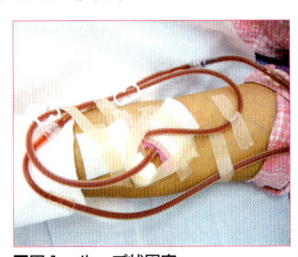

■図1 ループ状固定

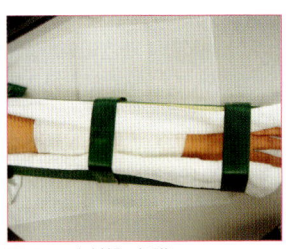

■図2 穿刺部の保護

《対応》
- 抜針対応のフローチャートを**図4**に示す.
- **事故処理**
  - **血液付着物の処理**：血液汚染による感染予防に留意.
  - カルテに状況を正確に記録し,事故報告書を提出する.

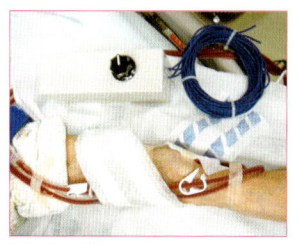

■図3　失血センサー

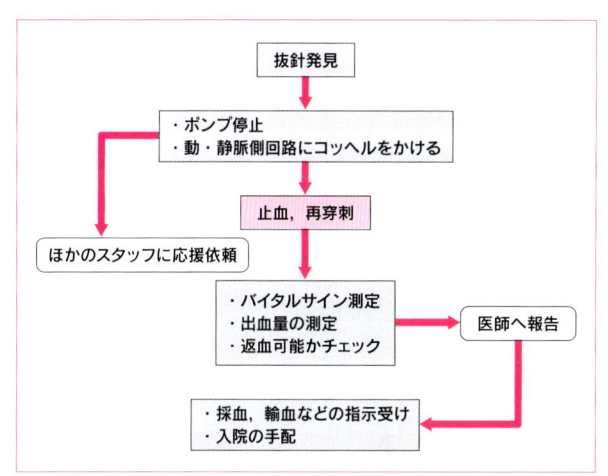

■図4　抜針対応のフローチャート

- **発見が遅れた場合の対応**
  - 大量に失血している場合は,ただちに医師やほかのスタッフを呼ぶ.
  - **ショック時の対応**：下肢挙上し,バイタルサインをチェックして補液や輸血の準備.
  - 必要な場合,心マッサージや挿管してモニター管理.
  - 家族への説明.

2. 空気混入

- 通常,対外循環中の血液回路内は動脈穿刺針から血液ポンプまでは陰圧となっているため,血液回路の接続不良や亀裂があると血液回路中に空気を引き込むことになる（**図5**）.

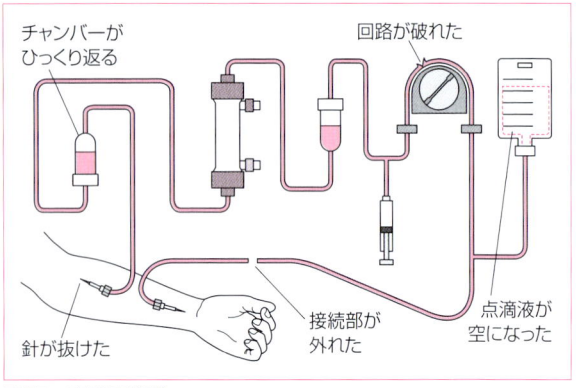

■図5　空気混入箇所

《考えられること》
- **人為的要因**
    - 回路と穿刺針の接続不良．
    - 穿刺針の亀裂や横穴（ゴムスリーブ）からの混入．
    - 動脈穿刺針の抜去および針が抜けかける．
    - 点滴ラインからの混入（クランプの緩みや閉め忘れ）．
    - 採血注入口より混入（頻回の採血によって破損）．
    - 気泡検知器のスイッチの入れ忘れ．
- **機械的要因**
    - 回路の各部の接着不良．
    - 回路ローラ部での損傷・亀裂．
    - 気泡検知器の動作不良．

《観察項目》
- 血液回路の各接続部位の確実な接続．
- 回路に不良・亀裂がないか確認．
- 穿刺部のテープ固定が確実にされているか確認．
- 気泡検知器の作動確認．
- エアトラップチャンバーの液面の確認．

|注意|
- エアー返血は禁止（返血は生理食塩水置換法が原則）．
- 気泡検知器の種類によっては微小気泡を感知できないことがある．

《対応》

- 空気混入対応のフローチャートを**図6**に示す．空気は血液とともに心臓から肺へ入る．高い位置に移動することを念頭に置いて対処する．

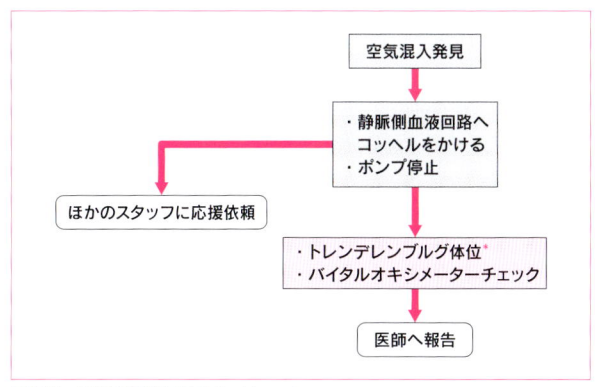

■図6　空気混入対応のフローチャート

＊左側臥位，下肢挙上（頭を下げる）．空気の流れは右心房→右心室で留まり，肺動脈や肺への流入を防止できる．

- 空気混入時の症状
    - 仰臥位：胸痛，激しい咳，呼吸困難，胸内苦悶，ショック．
    - 坐位：全身の重要臓器の空気塞栓，脳血管閉塞→意識障害・痙攣．

3. 凝血

- 体外循環における凝血は，血液が血管の内壁以外の物質（異物）に接すると凝固する性質があることから起こる．血液透析の場合，ダイアライザや血液回路といった異物と血液が接触し凝血塊を形成する（**図7**）．

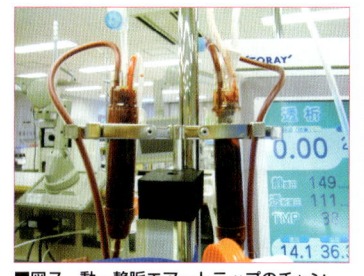

■図7　動・静脈エアートラップのチャンバー凝血

《考えられること》

- 人為的要因
    - 抗凝固薬注入量の不足（入れ忘れ，量の誤り，注入回路の遮断，薬液の誤使用）．

- ダイアライザ内の空気が十分抜けていない．
- 血流不良がある．
- Htが高く，血液の粘着度の上昇時．
- 血液凝固能亢進や感染症がある．
- **機械的要因**
  - 注入ポンプの不良（スイッチなどの不良および老朽化，注入回路の閉塞）．
  - 透析液温度が低い．
  - ダイアライザの種類と抗凝固薬の不適合．

《観察項目》
- 抗凝固薬の種類・量・方法・速度の適正．
  - 血液回路の折れ曲がりや閉塞．
  - プライミング時，ダイアライザ内に気泡の残留．
  - 血流不良の有無，適切な血流速度の設定．
  - 過除水による血液の濃縮．
- 貧血治療による血液の粘稠度．
  - ダイアライザの種類と凝固薬の適正．

《対応》
① ダイアライザ・血液回路の凝血発見．
② 医師に報告．透析を中止，または返血．
③ ダイアライザ，血液回路を交換する．
 （1）血流ポンプ停止．
 （2）動・静脈回路と穿刺針の接続を外す．
 （3）動・静脈穿刺針に生理食塩水を注入（凝固予防）．
 （4）凝血したダイアライザを破棄．
 （5）新しいダイアライザをプライミングする．
 （6）動・静脈の回路と穿刺針を接続し，透析を再開．

|注意|
- 損失した血液量によって輸血が必要な場合がある．
- 穿刺トラブルなどで長い時間停止するときは，血液回路と穿刺針を外し回路内循環をする．

災害対策

- 災害による混乱を最小限に抑えるために,災害の特徴を知る.
- 冷静,適切,機敏に行動できるように,定期的に訓練に参加する.
- 災害対策は,昼間,夜間,休日,透析日でない患者にも対応できるように,いくつかのパターンをつくる.

1. 火災

《特徴》

- 初期消火が重要.
- 煙による有毒ガスの発生は大惨事につながる.
- 出火が最小限なら透析再開は早い.

《発生時のポイント》

- 第一発見者は,大声で周囲に知らせる.
- 初期消火に努める.
- 消防署へ通報する.
- 安全な方法で,透析中断・離脱する.
- 避難誘導の第一優先は,上の階と独歩の患者である.
- 避難時,防火扉はそのつど閉める.
- 消火後,施設内の立ち入りが可能となるため,患者は避難場所で待機してもらう.

《日常の対策》

- 必ず防火訓練に参加する.
- 定期的に非常持ち出し物品の点検を行う.
- 所定の避難場所があることを,患者へ説明し見学をする.

《訓練》

- 指揮系統の確認.
- 119番の通報の仕方.
- 放送設備の使い方.
- 消火器具,屋内消火栓設備の使い方.
- 緊急離脱のシミュレーション.
- 避難器具の使い方.
- 煙体験,排煙設備の使い方.
- 非常口,非常階段へ患者を誘導する仕方.

《発生時の対処》

- 火災発生時の対処のフローチャートを**図1**に示す.

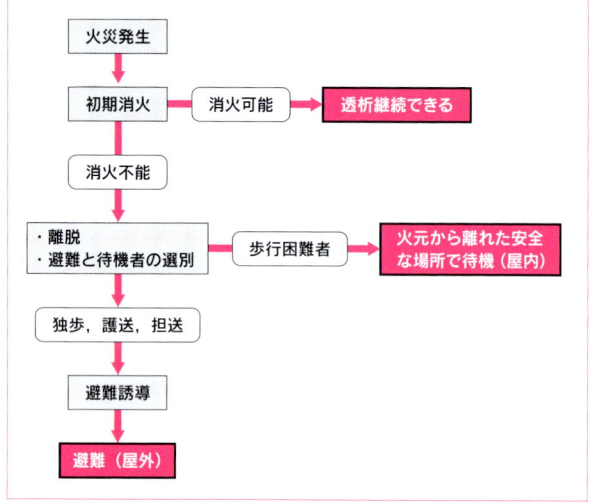

```
┌─────────────────────────────────────────────────┐
│           ┌──────────┐                          │
│           │ 火災発生  │                          │
│           └────┬─────┘                          │
│                ▼                                 │
│           ┌──────────┐    ┌────────┐   ┌──────────────┐ │
│           │ 初期消火  │───▶│消火可能 │──▶│透析継続できる │ │
│           └────┬─────┘    └────────┘   └──────────────┘ │
│           ┌────▼─────┐                          │
│           │ 消火不能  │                          │
│           └────┬─────┘                          │
│    ┌───────────▼──────────┐                     │
│    │・離脱                 │  ┌────────┐  ┌──────────────┐│
│    │・避難と待機者の選別    │─▶│歩行困難者│─▶│火元から離れた安全││
│    └───────────┬──────────┘  └────────┘  │な場所で待機（屋内）││
│         ┌──────▼──────┐                  └──────────────┘│
│         │独歩，護送，担送│                     │
│         └──────┬──────┘                     │
│           ┌────▼─────┐                      │
│           │ 避難誘導  │                      │
│           └────┬─────┘                      │
│          ┌─────▼──────┐                     │
│          │ 避難（屋外） │                     │
│          └────────────┘                     │
└─────────────────────────────────────────────────┘
```

■図1　火災発生時の対処のフローチャート

- 待機者とは，視覚障害者，避難器具があっても避難が困難な高齢者や歩行困難な患者をさす．
- 火元から離れた安全な場所とは，消防隊の突入口近くが救助の面でよい．
- 避難誘導は，看護師以外のコメディカルの協力が必須である．リーダーはコメディカルに護送対象者の避難誘導を依頼する．
- **リーダーの役割**
  - 点呼にて避難者数，待機者数と負傷者の有無を確認し，医師に報告する．
  - 到着した消防隊に施設内の待機者数と待機場所を報告する．

2. 地震
《特徴》
- 震度によって状況は変わる．
- 震度5強以下では，深刻な被害はなし．
- 震度6弱以上になると，電気・水道の供給が停止する．
- 震度6弱では，支援透析は短期である（電気・水道の復旧が24〜72時間）．
- 震度6強では，支援透析は長期化する．

- 震度6弱以上では，1）耐震設計でない建物の倒壊が出てくる，2）コンソールとベッドが大きく動く，3）蛍光灯の落下，ガラスが割れる，ドアが壊れ出口を塞ぐ，などが起こる．
- 落下物による外傷やベッドからの転落が発生する．
- 道路の陥没や地盤沈下により，交通網が短期から長期にわたり寸断される．

《発生時のポイント》
- 揺れている間は，動かない．揺れが収まったら，ラジオで地震の規模を把握し，さらなる地震の有無を確認する．
- パニックを起こしたり，抜針して大出血している患者の対処．
- なるべく早く患者の側に行って説明を行い，安心感を与える．
- 震度6弱以上は，安全な方法で透析中断，離脱する．
- 火事や建物の倒壊，津波などが迫る可能性がなければ，早急に透析室の外へ逃げる必要はない．
- 窓や扉は開放しておく．
- 被災地から遠隔地への避難，支援透析，入院透析などの説明や説得をする．

《日常の対策》
- 必ず防災訓練に参加する．
- コンソールのキャスターのロックは解除しておく．
- ベッドのキャスターは床面に固定せず，ロックだけしておく．
- 災害用伝言ダイヤル171を体験しておく．

《訓練》
- 指揮系統の確認．
- コンソール内の内蔵電池（バッテリー）への切り替え．
- 救護の実践．
- 緊急離脱のシミュレーション．

《発生時の対処》
- 地震発生時の対処のフローチャートを**図2**に示す．

3. その他

《安全で確実性の高い緊急離脱の方法（通常返血回収）》
- 災害という非常時こそ，日常の手慣れた手技で安全を確保する．
- 地震後の生活環境の悪化を考えると，血液を身体に返し，患者の身体状態を悪化させない．
- 支援透析の流れを**図3**に示す．

```
                    地震発生
   ┌──────┬──────┼──────┬──────┐
 震度4以下  震度5強以下  震度6弱   震度6強〜7
```

透析継続できる

震度5強以下: 揺れがあっても動ける. 回路をしっかり握るように声かけする → 点検をする → 異常なし → **透析継続できる**

震度6弱・震度6強〜7: 揺れている間, 動かない. 自分の身の安全を守る → 揺れが収まる → 被害状況の情報収集(ライフライン, 電話, 交通機関)

患者のもとに行き, パニックになっている人がいたら, 体に触れながら落ち着かせる

けが人の処置を行う

透析中止の準備をしておく. 医師, リーダーの指示を待つ

・停電になったら, コンソール内の内蔵電池(バッテリー)に切り替える
・緊急離脱(火事, 建物の倒壊, 津波などの緊急事態が迫っているとき)

透析中止の指示

第一優先は, 通常返血回収

火事, 建物の倒壊, 津波などが迫っている場合

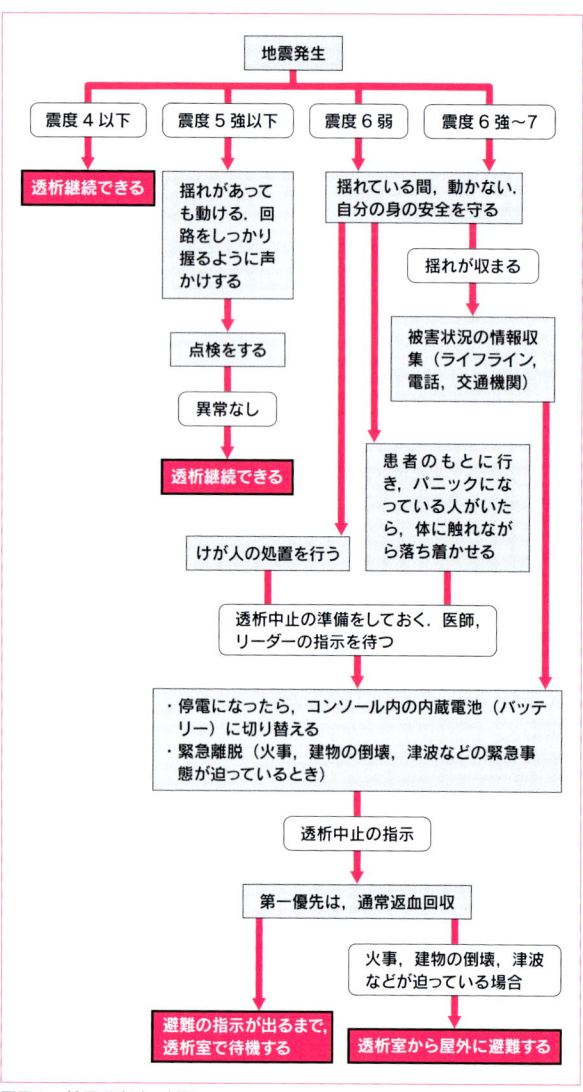

避難の指示が出るまで, 透析室で待機する

透析室から屋外に避難する

■図2　地震発生時の対処のフローチャート

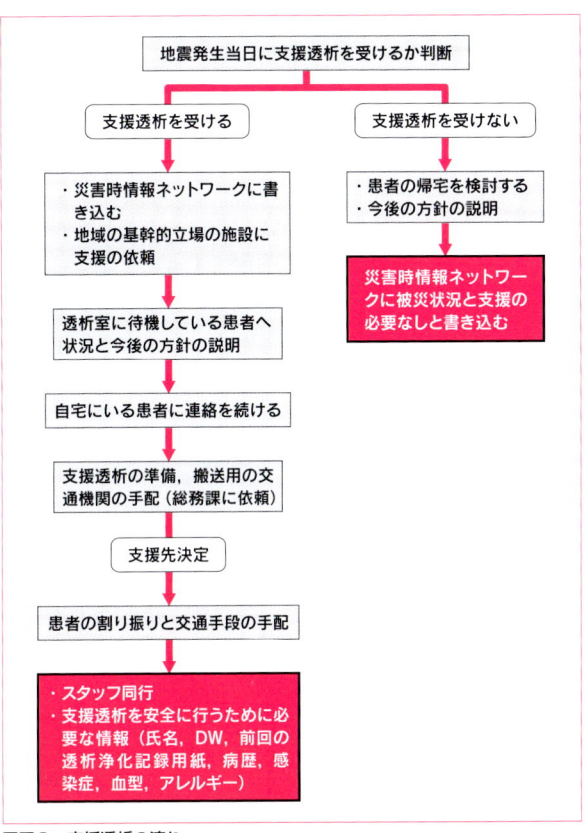

```
            ┌─────────────────────────────────┐
            │ 地震発生当日に支援透析を受けるか判断 │
            └─────────────────────────────────┘
                 │                    │
         ┌───────────────┐    ┌───────────────┐
         │ 支援透析を受ける │    │ 支援透析を受けない │
         └───────────────┘    └───────────────┘
                 │                    │
    ・災害時情報ネットワークに書         ・患者の帰宅を検討する
     き込む                          ・今後の方針の説明
    ・地域の基幹的立場の施設に                │
     支援の依頼                    災害時情報ネットワーク
                 │                 に被災状況と支援の
    透析室に待機している患者へ          必要なしと書き込む
    状況と今後の方針の説明
                 │
    自宅にいる患者に連絡を続ける
                 │
    支援透析の準備，搬送用の交
    通機関の手配（総務課に依頼）
                 │
            支援先決定
                 │
    患者の割り振りと交通手段の手配
                 │
    ・スタッフ同行
    ・支援透析を安全に行うために必
     要な情報（氏名，DW，前回の
     透析浄化記録用紙，病歴，感
     染症，血型，アレルギー）
```

■図3　支援透析の流れ

《防災訓練》

●意義

- 指揮系統を体感し，確立していく．
- 想定訓練を繰り返し行い，手順や役割行動を体得していく．
- 災害時のリーダー・指揮者の役割を**図4**に示す．

●患者教育

- 「自分の身は自分で守る」と認識をもてるような教育が重要．
- 患者とスタッフが災害に対する認識を共有できる体験が，患者参加型の訓練である．

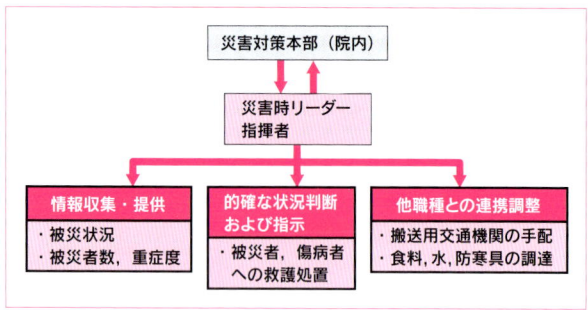

■図4　災害時のリーダー・指揮者の役割

《患者への指導》
- 避難経路と避難場所の指示．
- 適正体重の記録．
- 災害時の受け入れ先の把握．
- 災害用伝言ダイヤルの使用．
- 食事・薬剤管理．

> **MEMO**
>
> - **緊急離脱時に使用する災害セット** 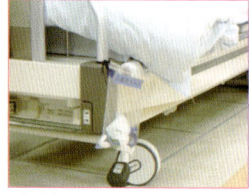
>
>   ベッドの足元に1組ずつセット 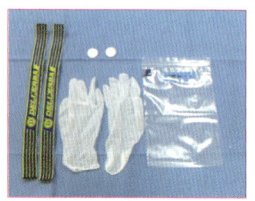
>
>   災害セット（圧迫用のパッド，止血ベルト，プラスチック手袋）
>
> - **災害伝言ダイヤル体験の啓蒙**
>
>   体験利用提供日をポスターで職員や患者に知らせ，録音・再生を体験してもらう．
>   - 毎月1日・15日
>   - 防災週間（8月30日～9月5日）
>   - 正月3が日（1月1日～3日）
>   - 防災とボランティア週間（1月15日～21日）

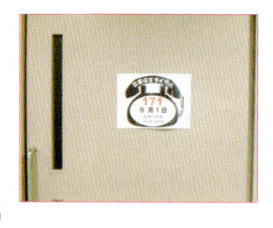

9 患者指導

- 腎不全保存期患者への指導
- 透析導入期患者への指導
- 透析維持期患者への指導
- 高齢透析患者への指導
- 糖尿病性腎症患者への指導
- 在宅透析患者への指導
- 透析患者の心理と対応

腎不全保存期患者への指導

1. 病状と特徴

- 蛋白尿陽性などの腎疾患の存在を示す所見,もしくはGFR(糸球体濾過量)60mL/分/1.73m^2未満で示される腎機能の低下が3か月以上続く状態が慢性腎臓病(CKD)である.また,末期腎不全により透析導入するまでを保存期という.

《保存期の病状》

- 初期の段階では自覚症状はほとんどない.
- GFR値60mL/分/1.73m^2未満になると蛋白尿,血尿,血圧上昇,貧血,疲れやすさ,むくみなどの症状が出現する.
- 腎機能がさらに低下すると,食欲低下・悪心などの消化器症状,高血圧・心不全などの循環器症状,記憶力・思考力の低下などの神経症状,貧血・出血傾向などの血液の異常などが出現してくる.

《保存期の検査と治療》

- 検査項目は,尿検査,血液検査,画像検査,腎生検などである.
- 治療は,食事療法,薬物療法,日常生活の改善である.
- 治療目標は,腎不全の進行抑制と合併症の予防である.
- 医師,看護師,薬剤師,管理栄養士が連携して患者の治療にあたることが大切である.

《情報収集》

- はじめに必要な情報を収集しアセスメントして,適切な患者指導につなげることが大切である(表1).

■表1 アセスメントのポイント

- 腎不全の段階
- 合併症の出現と程度
- どのような生活習慣か
- 病気についてどのように認識しているか
- 今までにどのような説明や指導を受けているか
- 家族や社会の中での役割は何か
- 患者の家族構成・キーパーソンはいるか
- 治療を継続するために障害となるものは何か

- **身体面**:腎機能の程度(検査データ,自宅での血圧値,1日の尿量・回数,体重など),合併症の有無と程度.
- **心理面**:病気の受け止め方,治療への思い,これまでの経過.
- **社会面**:生活習慣の状況,就労状況,経済状況,家族状況,社会支援.

2. 患者指導の項目とポイント

- 保存期患者指導における看護師の役割は,患者の状態や病気・治

療の受容状況を把握し，患者が治療や生活改善を受け入れ継続できるように援助すること，最終的に治療を自己決定できるように支援することである．

《腎臓の働き，腎不全》

- 腎臓本来の働きを知り，腎不全という病気や自分の身体の状態を理解することで，自覚症状が少ない患者でも治療を継続することや生活改善をすることの必要性がわかる．
- 一般的な腎不全と，患者の症状や検査結果などを照合して説明すると，より効果的である．

《自己測定》

- 身体の状態と変化を知るために，自宅での体重・尿量・血圧測定と自己管理ノートへの記録が必要である．体重計や血圧計があるか，測定や記録が可能か，などを確認しながら，患者に合わせた指導をすると継続実施につながる．

《検査データの見方》

- 主な検査データの意味を知ることで，病状の変化がわかるようになる．

《日常生活上の注意》

- 指導されたことを，継続して正しく実施すること，自己判断で中止や変更をしないように説明する（**表2**）．

■表2 日常生活上の注意

● 適切な食事療法	● 血圧・尿量・体重測定と記録
● 正しい薬の服用	● 定期受診
● 活動量の調整	● 病院への連絡
● 規則正しい生活	● 禁煙

《透析療法の紹介》

- 血液透析とCAPD，腎移植について，それぞれの特徴や治療方法の違い，適応上の問題を説明する．患者が自分の病態や生活スタイルに合わせた治療方法を自らの意思で選択できるように支援する．

《社会保障制度の紹介》

- 保存期でも社会保障を受けられる場合がある．社会保障制度は複雑なため，メディカルソーシャルワーカーと連携するとよい．

透析導入期患者への指導

1. 病状と特徴

- 透析患者の予後は導入期指導の成否に大きく依存している．そのため患者の保存期から透析導入期までの指導を継続的かつ統一的に行い，セルフケア能力・QOLの向上，生命予後の改善につなげることが求められている．

《導入時の情報収集と看護》

- 透析導入後は，透析と共存しなければならず，新しい人生の編み直しを始めなければならない．導入時の看護を行ううえでまず重要なことは，この時期に起こりうる身体・心理・社会・経済問題に関する情報を収集することである（表1）．

■表1　アセスメントのポイント

- **身体的問題**：腎不全症状の程度，セルフケアレベル
- **心理的問題**：当惑，不信，後悔，悲しみ，決意，希望
- **社会的問題**：学業，就業，家庭
- **経済的問題**：職場，社会的支援

- 収集された情報を適切に分析するうえで，表2にあげたことを考慮し，看護問題を検討する．それをもとに問題発生時には速やかに対処することが望まれる．

■表2　看護上重要なポイント

- 透析に至った主要原疾患の把握
- 合併症の有無
- 患者の家族構成・職業
- 患者および家族の腎不全や透析療法に対する理解度

《透析導入期の合併症》

- **不均衡症候群**
  - 透析により急激に細胞外液の組成が変化し，細胞内液との間で不均衡状態が生じ，頭痛，悪心，痙攣などの症状を起こす．
  - 短時間透析などで1回の透析量を徐々に増やすなど，透析に身体を慣らしていくことで予防できる．

- **虚血性心疾患，心不全**
  - 導入後1年以内の死亡原因の24%は心不全であり，透析患者の急性心筋梗塞の発症頻度は，透析導入後1年以内が最も高く，予後も不良である．その原因として，水分の摂り過ぎによる溢水や，血圧上昇による高血圧性心不全などがあげられる．胸痛などの症状が乏しいため，注意が必要である．
  - 溢水は，減塩や血圧管理を行う．夜間の呼吸困難があればすぐ

に病院を受診するように指導する.
- 透析中の胸痛や急激な血圧低下がみられたら，心電図変化を確認し，循環器専門医の診察が必要となる.

《生活環境の変化》
- 血液透析では週に3回の通院が必要なため，生活の一部に組み込まれ慣れていく必要がある．就業や家庭などを含めた適切な指導が重要である.
- 導入後1年以内の死亡原因の1位は感染症である．透析患者は易感染性であることから日常的な感染防止を指導し，肺炎，気管支炎などに注意が必要である.

2. 患者指導の項目とポイント

《薬物療法と指導》
- 導入後，経口吸着薬（クレメジン®など）は中止となる.
- 降圧薬は体液量の調節がよくなると減量や中止ができる.
- 利尿薬は残腎機能がある場合は，継続使用することが多い.
- 残腎機能（尿量）がある患者に，非ステロイド性抗炎症薬や抗菌薬を処方すると残腎機能が早く廃絶することがあるので注意する.
- 糖尿病患者は，透析導入後に体調が安定し血糖値が上昇することがある．インスリン治療が必要となる場合があるので注意する.

《食事療法と指導》
- 透析食への移行を徐々に指導する．保存期の低蛋白食から，適切な蛋白摂取が必要な透析食へ変更となるので，必ず栄養指導を受け，保存期との違いを明確に認識してもらう必要がある.
- 減塩指導は保存期と同様で塩分制限が水分制限につながることから，塩分制限と水分制限を組み合わせた指導を行う.
- 蛋白異化率（PCR）を算出し，アルブミン値とあわせて適切な指導が必要である.

《検査データの見方》
- カルシウムやリンのコントロールの重要性を導入時から指導することが大切である.
- そのほかに，①血圧や心胸比（CTR），②ヒト心房性ナトリウム利尿ペプチド（hANP），③貧血，④カリウム，⑤副甲状腺ホルモン（インタクトPTH），の指導も行う.

《シャントの管理》
- シャントは血液透析を行ううえで必須であり，その大切さの指導

が必要である．シャント音の確認やシャント感染の危険性・症状を十分に指導する必要がある．

《患者指導のポイント》

- 患者指導のポイントを**表3**にまとめる．

■表3　患者指導のポイント

- 腎臓の働き，腎不全の症状，透析とその必要性
- ブラッドアクセスの必要性と種類
- 不均衡症候群，合併症とその予防法
- 基礎体重（ドライウェイト），検査データの読み方
- 透析中の体位・飲食
- 栄養指導（カリウム，リン，蛋白質，エネルギー），服薬
- 透析開始前の注意点（シャント肢の洗浄など）
- 透析中に起こりやすい症状と予防法，気分不快時の対処
- 抜針時と抜針後の注意点（止血方法など）
- シャントのケア（音の聴取，管理，感染予防など）
- 社会保障制度（身体障害者手帳，更生医療，税金優遇など）
- 日常生活，就業など

《クリティカルパス法による指導法（表4）》

- ばらつきの少ない切れ目のない教育を提供できる．患者も，内容の明示により経過が理解しやすく，満足度やQOLの向上にもつながる．アウトカムの評価により看護の質的効果が向上し，指導を効果的に行え，業務の軽減が図れる．

■表4　透析導入時の指導表（クリティカルパス）の例

経過	1日目	2日目
月日	／　（　）	／　（　）
治療	透析　慣れるまで透析後2時間くらいは休養してください	透析
条件	透析時間：＿＿＿＿時間 ダイアライザ：＿＿＿＿ 血流：＿＿＿＿mL/分	透析時間：＿＿＿＿時間 ダイアライザ：＿＿＿＿ 血流：＿＿＿＿mL/分
指導・説明・確認	今後の指導方法を確認 指導用の本の選択 購入物品：指導の本・聴診器・止血バンド 透析について学習します．まず，MDを聞いてください	ビデオ学習について説明 医療社会事業相談室にて説明 透析について学習します．まず，MDを聞いてください
検査・採血	採血　透析前後のデータをみるため週に1～2回行います レントゲン　肺や心臓の大きさや状態を観察します	

透析維持期患者への指導

1. 病状と特徴

- 維持期の定義は現在のところない．ここでは透析導入3か月以降として述べる．
- 維持期は，患者が透析を生活の一部として捉えられるようなかかわりをしていく時期である．
- 長期間安定した透析を続け，合併症の進行やQOLの低下を招かないよう長期透析に向けた合併症対策や自己管理指導をしていく時期である．このとき看護師は，患者の透析受容の段階はどこにあるか，患者は何を望んでいるかの把握が必要になる．そして現象として現れた患者の態度だけにとらわれず，その要因を探り，患者の心身を整えながら解決に向かうようなかかわりが大切になってくる．

2. 患者指導の項目とポイント

《食事管理指導》

- 水分・塩分管理
  - 1日の飲水量：一般的に体重増加の目安は1日あき3％，2日あき5％とされているが，患者の予備力がどの程度かによるという側面もあり，単純に決めることはできない．身体から出る水の量と入る水の量の差が体重増加となる．尿が出る人も出ない人も体重増加量をみながら飲水量を調節することが大切である（表1）．また，うがい1回で10mL程度飲み込み，氷1個は20〜30mLの水分となる．

■表1　透析患者の身体の水分出納量（1日分）

身体に入る水	
飲水量	（実際の患者の飲水量）
食事中の水分[*1]	1,000〜1,200mL
代謝水[*2]	200〜350mL
身体から出る水	
不感蒸泄[*3]	600〜800mL
便	100〜200mL
尿[*4]	0mL

[*1] 1日3食の場合．[*2] 食物が体内で燃えたときに出る水．[*3] 呼吸や汗．[*4] 尿量がない場合．

- **塩分と水分の関係**：一般的に透析患者の1日の塩分量は6gくらいが理想的といわれている．塩分摂取量が増加すればするほど，体重が増加してしまう（図1）．
- **食事はおいしく**：食事に対してポジティブな考え方ができるようなかかわりが大切である．「食べてはいけないものはない」「少量ずつなら何でも食べられる」「これだけ飲める」など，制限にとらわれないような指導が効果的である．
- **栄養をしっかり摂り十分に透析**：体重を増やしたくないとか，血液データを気にするあまりに食事を極端に制限してしまう患者もいる．体重の増減や血液データなどを把握し栄養が摂れない状況にあれば，その原因を患者とともに考え，早期に対処することが大切である．

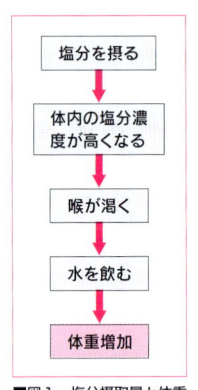

■図1 塩分摂取量と体重増加の関係

- **指導のポイント**
    - 体重管理指導は，目標の体重をオーバーしたとき，達成できたとき，どちらの場合でも生活を振り返るとよい．特に，目標達成したときの振り返りは効果的である．
    - 尿量を維持している患者の体重増加が，ある時期から多くなった場合は尿量や生活に変化がないか確認する．また，尿量を維持している患者には月に1回，尿量測定を促し尿量の把握をする．

- **カリウム管理**
    - カリウムが直接死につながるおそろしい物質であることを伝える．透析前の血清カリウムの標準値は3.5～5.5mEq/Lで6.0mEq/L以上では危険領域だが，何の症状も感じないという患者もいる．症状が出現するときはすでに危険な状態であることを伝えておく．
    - 高カリウム血症の原因はさまざまで，カリウムを多く含む食品の過剰摂取が最も多いが，それ以外にも「摂取エネルギー不足による異化作用」「便秘」「消化管出血」「透析不足」などでも血清カリウム値は上昇する．
    - **指導のポイント**：カリウムの多い食品を摂取したと一方的に決めつけない．食事が摂れないと異化作用といって細胞が破れ，

細胞内のカリウムが血液中に出てくることがある.
- **リン管理**
  - リン制限の必要性を合併症の知識とともに伝える.高リン血症が続くと,二次性副甲状腺機能亢進症や骨粗鬆症を引き起こす.その他,血中リンとカルシウムが高い状態にあると,血管,関節周囲組織に異所性石灰化を起こし,激痛が出現する.

《血圧管理指導》
- 血圧の変動は,心筋梗塞や脳梗塞,シャント閉塞,脳出血,脳の血流不足,転倒などの二次的な身体的危険をまねくおそれがある.
- 血圧値の把握は,水分・塩分管理,降圧薬や昇圧薬の薬物療法,ドライウェイト決定の指標として必要かつ重要である.
- 血圧測定はいつも決まった条件で測定するように説明する.
- どの血圧値がその人にとってよいかを患者とともに把握する.
- 患者が自分の体調と血圧をあわせて考えることができるように働きかける.

《服薬管理指導》
- 服薬の大切さを理解してもらい,服薬意欲を高める.
- 薬は定められた内服方法を守るよう説明する.
- 副作用についても説明する.
- **指導のポイント**:「食事をしてないから薬は飲めませんでした」と話す患者もいる.データの信頼性に疑問がある場合は内服の確認をするとよい.

高齢透析患者への指導

1. 病状と特徴

- 高齢透析患者は，加齢による生理的身体機能の低下があり，動脈硬化，心機能低下，虚血性心疾患，不整脈，潜在的心不全を有していることが多い．心臓の予備能の低下している高齢者は，塩分・水分の過剰によって心不全を起こし，透析時の除水によって血圧低下をまねく．また，自律神経の機能低下による起立性低血圧を起こしやすい．
- 透析に伴う骨病変に加えて，骨粗鬆症，筋力低下，心肺機能低下により運動不足となり，関節痛や骨折などを起こしやすい．また，免疫力が低下するため感染症のリスクが高い．
- 環境面では，高齢者のみの世帯や独居で介護力の低下がある場合が多い．通院支援をはじめ，安定した透析生活を送るためには，患者自身のセルフケアはもちろん他者のサポートは不可欠である．患者のADLを把握し，家族，キーパーソンの状況を確認することが重要である．社会資源などを利用し，患者，家族の負担を減らしながら透析治療を継続できる支援が必要である．また，透析室では，転倒や転落防止のための透析室内の環境整備や常にスタッフの視野に入るベッド配置など，危険防止対策を行う．

2. 患者指導の項目とポイント

《血圧，体重の管理》

- 循環動態の変化をきたしやすい高齢者は，日ごろから血圧や体重に関心をもつことが大切である．決まった時間の測定を促し，自己管理ノートに記入できるようにする．

《食事指導》

- 高齢者は食生活の習慣や加齢による味覚の低下により，塩分摂取量が多い傾向にある．塩分の過剰摂取は高血圧や水分貯留を助長することになるため注意が必要である．
- 高齢者は身体全体の消費エネルギーが低下しているため食事摂取量が少ない．低栄養に注意し，患者の嗜好を把握しながら，楽しく制限食の範囲内で工夫した摂取ができるようにする．

《ブラッドアクセスの管理》

- 動脈硬化や易感染などにより，ブラッドアクセスの感染や閉塞を起こしやすい．また，シャントの重要性の認識が薄い場合もある．

聴診器で血流を確認することを習慣づけ，患者自身ができない場合は家族に指導をする．
- シャントをぶつけない，鋭利な物をそばに置かないなど，生命に直結する内容を指導する．

《服薬指導》
- 合併症により服用する薬も多くなるため，服薬のコンプライアンスによって1回分ずつの分包化や薬袋の色を変えるなどの工夫をする．

《運動療法》
- 通院透析を継続していくためには，筋力の低下を予防していくことが重要になる．自覚症状が乏しいため無理をしない程度に散歩や身の回りのことは自分で行うなどを指導する．

《家族指導》
- 高齢患者のセルフケア支援では家族との連携が必要である．患者が必要としている援助や不足している部分をアセスメントし，家族が患者をサポートできるように指導をする．

《注意すべきこと》
- 加齢に伴う生活調整能力の低下により，自己管理が困難になる場合がある．本人の管理能力を見極めて支援していく．
- 制限食を守りすぎて，低栄養状態を招く場合がある．低栄養の持続は感染症のリスクを高め，生命予後を左右する．また，体調の変化はすぐに食欲の減退につながるため栄養状態に留意する．
- 透析治療による身体的苦痛は治療の不安や恐怖につながり，意欲の低下を招くため安定した透析を提供する．
- 独居老人や老老介護が増加し，日常生活を支える身近な家族が少なくなっている．支援不足に注意をしていく．

《指導のポイント》
- 記銘力や記憶力の低下により新しいことを覚えることが難しくなる．そのためポイントをしぼり繰り返し説明していく．
- ゆっくりと患者のペースに合わせて指導し，患者の体験を重視したかかわりをもつ．
- 合併症により体調を崩しやすく，意欲の減退をきたしている場合もあるため，体調に合わせて時間をかけて指導する．
- 指導を始める前には十分なオリエンテーションをする．
- 患者と家族との関係をアセスメントし，患者のサポートができるように家族への指導の充実を図る．

- 透析を受けながら生きる意味を見出せるよう，存在の意味を大切にするかかわりをもつ．
- 個人のもつ能力と家族・社会資源・地域など患者を支える力を把握し，支援していくことが重要である．

> **MEMO**
>
> ### 認知症のある患者（指導のポイント）
>
> 　高齢透析患者のなかには，認知症を合併した患者も少なくない．自己管理困難や不穏症状の出現により，治療の継続が困難な場合もある．認知症の症状はさまざまであるため，患者の状態を観察して対応していくことが必要である．
>
> - 認知症の症状や日常生活が障害されている程度を把握する．
> - 認知症が進行すると栄養，清潔，健康に無関心になるため，自己管理が困難になる．透析を継続するためには，家族や介護者のサポートが不可欠である．家族や介護者と連絡を密にとるため，連絡ノートを利用する．
> - 適切な意思疎通が難しいが，行動障害や精神症状（異常言動）には理由があることが多い．患者が忘れたことや間違いは否定せず，自尊心を傷つけないよう理解する姿勢でかかわることが大切である．
> - 透析の必要性の理解ができず，来院を拒否する場合もある．できる限り患者のペースに合わせ，時間をかけて待つことやデータによっては透析日をずらすなどの対処をする．
> - 認知症患者の行動は突然の抜針や予測できない行動をとる場合があり，事故防止対策が必要である．
> - 患者を支える家族の負担は大きい．患者情報とともに家族の労をねぎらうことが重要である．デイケアなどの社会資源の利用ができるように支援する．

糖尿病性腎症患者への指導

1. 病状と特徴

- 身体的特徴としては，腎症が進行し透析に至る時期には，全身の合併症も高度に進行しているケースが多く，それらの治療やケアを同時に進めていかなければならない．糖尿病の合併症は，低血糖や糖尿病性ケトアシドーシスなどの急性合併症と慢性合併症に大別される．慢性合併症は三大合併症である糖尿病性腎症，糖尿病性神経障害，糖尿病性網膜症などの細小血管障害と脳梗塞や心筋梗塞などの大血管障害に分けられ，さまざまな合併症の身体状況を把握する必要がある．

- 心理的および社会的特徴は，糖尿病と慢性腎不全という大きな障害を重複して抱えてしまうことで，長年の生活スタイルを変えざるをえなくなり，食事や薬物治療，通院治療などたくさんの制約が増え，多くの精神的ストレスを受ける．また視覚障害などの合併症によりADLが低下し，社会的にも役割の縮小・喪失をすることで自尊心が傷つき自信を失ってしまい，不安や葛藤，怒りなどで情緒が不安定になりがちである．

2. 患者指導の項目とポイント

《血糖コントロール》

- 血糖をコントロールすることは糖尿病の基本的な治療であり，高脂血症と肥満の改善につながり，合併症を進展させないために必要なことである．
- 糖尿病の治療が良好であるかどうかは血糖，体重，血清脂質を調べればある程度把握することができる．表1のように計算することにより，現在の体重が肥満であるかどうかわかる．
- 血液データなどから，血糖のコントロール状態を知ることができる（表2）．

■表1　BMIと標準体重の計算方法

$$BMI = 体重 [kg] / (身長 [m])^2$$
$$標準体重 [kg] = (身長 [m])^2 \times 22$$

■表2　血糖コントロールの指標と評価（日本糖尿病学会）

指標	コントロールの評価とその範囲			
	優	良	可	不可
HbA$_{1c}$	5.8%未満	5.8〜6.5%未満	6.5〜8.0%未満	8.0%以上

- 血糖のコントロールがうまくいかない場合は，1日の生活サイクルを十分に聞き，食事・薬物療法などが適切になされているかどうか，活動量の変化はないか，生活が不規則になっていないか，過度なストレスが加わっていないかなどの要因を分析し，対策をともに考えるようなかかわりが大切である．

《血圧コントロール》
- 透析中の血圧コントロールの注意事項としては，冠動脈疾患や心機能の低下あるいは自律神経障害などにより，血圧低下や不整脈などが起こりやすい状態にある．
- 非透析日は降圧薬を内服している患者が，透析中は昇圧薬の内服あるいは点滴を受け，高ナトリウム濃度の透析液を使用することがある．体重増加の多いときや時間あたりの除水量が多いと，血圧下降や虚血性心疾患を誘発することになるので，透析中の血圧値や脈拍には注意を要する．
- ベッドから離床するときは，たとえば「ベッドのギャッジアップ10分」→血圧測定→「ベッドから足を降ろす5分」→「立位」→（ふらつきがなければ）「歩行」と起立性低血圧による転倒を予防する．
- 循環動態の変化する透析中の血圧コントロールは大切だが，日常的にも実際の降圧薬の内服状況や自己管理ノートなどを確認することが大切である．

《ブラッドアクセスの管理》
- 動脈硬化の促進による血管の硬化や穿刺により血管が荒廃しやすい状態にある．さらに血液凝固能，血小板凝集能の亢進などによりシャントの開存率が低いことが知られている．そのため人工血管を代用することが多く，シャントの感染には特に注意を払わなければならないことを説明する．

《フットケア（図1）》
- 糖尿病の合併症による神経障害が進むと痛みや熱といった感覚が鈍くなり，足先に傷や火傷を負っても気づかずに，短期間で壊疽を形成するケースが珍しくない．
- 下肢閉塞性動脈硬化症（ASO）の患者では，末梢循環障害による糖尿病性足病変が高頻度にみられる．

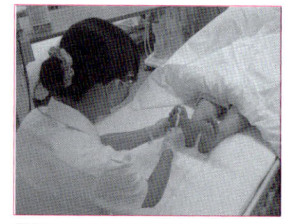

■図1　フットケアの様子

- 定期的なフットケアとともに，患者自身で行う足の観察，異常時の申告，保清，自己判断での処置は避けるなどの指導が大切である．

《心理的アプローチ》
- 糖尿病性腎症に至るまでにはすでにさまざまな喪失体験をし，制約の多いストレスフルな生活になっている．そして，腎症が発症した時期にはすでに合併症もかなり進行した状態にあるといえる．そうしたさまざまな喪失体験を自分のこととして解決できず，また次なる喪失をしようとしている患者の精神的苦痛を理解できないまま対応してしまうと，患者と医療者との間に摩擦が生じることになりかねない．
- 患者を否定的にとらえず，心から支援しかかわり続けることによってよい方向へ向かうものである．そして，患者の自己管理がうまくいかないときは，患者の病気に対する感情や思いを聞き，一緒に考える姿勢をもつことが大切である．

MEMO
視覚障害のある患者（指導のポイント）

- 視覚障害は情報障害ともいわれ，日常生活，社会生活上の情報に欠け，失明初期はそれらの収集法がわからず孤独感を深める．視覚障害にまで至った患者の多くはほかの合併症をもつなど総体的に重度で，失明初期の混乱・不安はきわめて大きく，生きる望みを失っている患者も少なくない．
- 心身の状態に対し傾聴，助言を行うと同時に，社会資源などの活用を検討し，日常生活上の困難を図ることが大切である．単なる励ましではなく「見えなくてもできる」という成功体験は自信の回復となり，障害受容を進めるうえで有効である．

在宅透析患者への指導

1. CAPD患者教育

《指導目的》

- 家庭でCAPDが適切に実施でき，健康水準の向上に向けての生活を整えることが主体的にできるようにする．

《内容》

- 教育カリキュラムを**表1**に示す．

■表1　CAPD患者教育カリキュラム

技術の学習項目	知識の学習項目	態度の学習項目
● 血圧，脈拍，体温，体重測定 ● 無菌操作 ● バッグ交換操作 ● カテーテルケア ● 入浴方法 ● トラブル時の対処方法 ● 災害時の対処法	● 腎臓の働き，腎不全 ● CAPDの原理 ● CAPDの条件 ● カテーテル ● CAPDの合併症 ● 食生活 ● 検査データの読み方 ● 薬品・物品管理 ● 日常生活上の注意	● 病院への連絡 ● セルフケアと心構え

- 栄養指導，ソーシャルワーカー面接，家族指導．

《指導のポイント》

- 初めての透析治療のため系統的に教育する．
- 実物，モデル，写真，絵，図表など五感を通して実感できるよう工夫する．
- 患者の知っていることに結び付けて指導する．
- 患者の体験や他の人の体験例を役立てる．
- ポイントを絞り，簡潔に表現する．
- 実際の生活に即するように工夫する．
- 難しい用語は避け，やさしい用語で説明する．
- 技術の指導では説明し，行ってみせ，実施させ，確認し，反復させる．
- 手技の意味づけを行う．
- 単純な操作から複雑な操作へと進める．
- マニュアル，VTR，DVDなどを活用する．
- 練習の場を設け，モデルで練習をする．
- 患者のペースに合わせる．

- 失敗を生かす.
- 家庭に治療を持ち込むため家族を含めた指導をする.

2. 在宅血液透析（HHD）患者教育

《指導目的》

- 家庭で適切に血液透析が実施でき，体調コントロール，異常の早期発見，連絡ができるようにする.

《内容》

- 教育カリキュラムを**表2**に示す.

■表2　血液透析患者教育カリキュラム

技術の学習項目	知識の学習項目	態度の学習項目
●血圧，脈拍，体温，体重測定 ●透析条件の設定 ●プライミング ●無菌操作 ●自己穿刺 ●透析の手順 ●トラブル時の対処方法 ●災害時の対処法 ●検体の採取，郵送 ●透析機器や器具の取り扱い ●水処理装置	●腎臓の働き，腎不全 ●透析の原理 ●透析と合併症 ●透析と食生活 ●シャント ●検査データの読み方 ●薬品・物品管理 ●日常生活上の注意 ●栄養指導 ●ソーシャルワーカー面接 ●在宅血液透析を行っている患者宅へ訪問	●在宅血液透析におけるセルフケアと心構え ●病院への連絡

《指導のポイント》

- 血液透析の予備知識，経験に合わせる.
- マニュアルに沿って実施する.
- 一連の操作が長く複雑なため段階的に指導する.
- 大まかな手順ごとに順序が言えるようになった後，省略，アレンジをしないように意味づけを行う.
- ほかの患者の透析開始，終了操作を見学させる.
- 患者が自宅で使用する物品や透析供給装置で指導する.
- パネルなどを使い，イメージトレーニングをする.
- 実際と同じ設定で，繰り返しモデルで練習を行う.
- 実技実施の主体は患者であること，介助者はできない部分を患者の指示を受けて行い，患者が確認することを説明する.
- 患者，介助者ともに声を掛け合うことを説明する.

透析患者の心理と対応

1. 透析患者の心理
- 透析治療を受ける患者は，その患者自身にしかわからない，他者からは理解できないほどの身体・精神・社会的状況を抱えることになる．そこで，いろいろなことを喪失する体験をし，今後の見通しの立たない状況への不安をもち，生涯において負担を背負うことになる．
- 負担の大きさは患者の透析導入の年齢，環境（背景），導入時の教育などの要因で，患者個々により大きく異なる．
- 過度の不安や焦燥，抑うつ，自律神経系の失調による身体症状や心因性の症状が出現することがある．イライラ感なども強く，スタッフ，家族，ほかの患者に八つ当たりする患者もいる．
- 水分管理ができないとき，説明のつかない身体的訴えをするとき，治療に非協力的なときなどは，喪失や不安による心の葛藤の処理ができないときである．

《透析治療に伴う不安と喪失》
- 不安と喪失で精神的，肉体的，社会的ストレスがたまりやすく情緒不安定になり，医療スタッフやほかの患者との間にトラブルを起こす患者もいる．心理を理解し，適切に対応することが重要である．
- **身体的不安と喪失**
  - 各種身体機能の喪失．
  - 性機能の低下．
  - 合併症出現への不安と出現時の苦痛．
  - 週に3回，治療しなければならない苦痛．
  - 透析治療のために毎回4～5時間ベッドにつながれる苦痛．
  - 1回に針を2本刺される苦痛．
- **生命に対する精神的・心理的不安**
  - あと何年生きられるかという不安．
  - 独身者であれば結婚できるかという不安．
- **社会的・経済的不安と喪失**
  - 経済的基盤の喪失．
  - 職場での立場の喪失．
  - 職場での役割の変化に対する不安．

- 今後,仕事ができなくなったらという不安.
- 家族を守れるかという不安.
- **生活習慣の不安と喪失**
  - 活動範囲の制限.
  - 1回に半日近くの時間を透析室で過ごし,それを週3回エンドレスに続けなければならない時間の制約と喪失.
  - 水分・食事制限など自己管理への不安.
  - 旅行や趣味などへの制限に対する喪失.

《透析の受容》

- 透析治療は患者の生活を大きく変える.とても大きな衝撃を受け,それを受容するまでには**表1**の心理的プロセスがあり,それを行きつ戻りつする心の葛藤がある.

■表1　透析患者の心理的プロセス

①精神的打撃,衝撃,ショックと麻痺状態 　透析治療を受けなければならない事実が衝撃となり,現実感覚が麻痺状態となってしまう ②否認 　現状を認められず感情的にも理性的にも拒否・否定する ③取引の心理 　病気によいといういろいろな情報を試したり,神仏に願う ④パニック 　極端な恐怖心から気持ちが混乱 ⑤怒りと不当感 　不当な苦しみに"なぜ?"という問いと激しい怒りの感情となる ⑥敵意,恨み,攻撃 　やり場のない感情を,敵意や不信の形で医療者や家族にぶつける ⑦罪悪感 　「あのとき,こうすればよかった」「もっと早く気づけばよかった」など,後悔の念となり自分を責める ⑧空想形成,幻想,妄想 　元気なときの自分を強調する ⑨孤独感,抑うつ 　この状態を通過することによって,受容へ到達するとされている ⑩あきらめ―受容 　厳しい現実をみつめ,受け入れられるようになる ⑪新しい希望―ユーモアの復活 　透析生活という現実を受け止め,生きることへの希望が生まれる.笑顔とユーモアが蘇ってくる ⑫立ち直り―患者としての新しい役割の獲得 　喪失体験を経て,透析患者としての役割をもつことができる

- 受容には発病から透析までの経過が大きく関与しているといわれている.通院治療せず放置で緊急に透析導入した場合,受容できずになかなか順応できない患者が多い.

2.対応

- まず患者をよく理解することが大切になる．理解するためには，透析年数，生活状況，抱えている問題点，背景などを把握し，それらを知り得たうえで患者の問題にかかわることが必要である．しかし，かかわれない問題もあるため，場合によっては見守ることも必要である．
- 患者との信頼関係ができていないとかかわりが難しいことがある．よい信頼関係の構築には，普段からのコミュニケーションが不可欠である．日ごろからコミュニケーションを図ることを心がけ，コミュニケーション技術を磨くことも透析スタッフには必要となる．
- 必要により語れる場を提供し，傾聴，対話，情緒的サポートを心がけるようにして信頼関係を築き，患者の問題に対し必要な対応をする．

> **MEMO**
> ### 気をつけるポイント
>
> 普段は透析を受け入れているようにみえる患者でも，ちょっとしたきっかけで受け入れることができなくなる場合があり，それを口に出さなくても態度でわかることがある．例えば，
> - 来院時間がいつもと異なり，理由もないのに遅く来院する．
> - 透析の前の準備がいつもと異なる．
> - 穿刺痛がいつもより大袈裟になる．
> - スタッフに八つ当たりをする．
> - いつもと体重増加率が異なる．
> - いつもと表情，言動が異なる．
>
> など，観察によって発見できることもある．普段の患者をよく知り，そのときとの違いで早めに発見することが重要である．普段の患者を知るために，日ごろから興味をもってコミュニケーションを心がけることが大切である．

■付録
透析機器の基礎知識

1. 透析関連装置（図1）

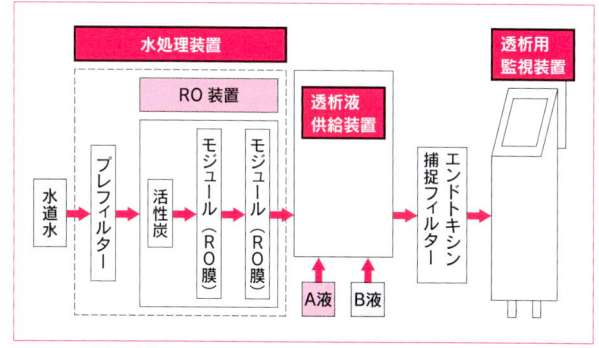

■図1　透析関連装置

- 血液透析に使用する透析液の原液は，高濃度に濃縮されているため，清浄化された水で希釈する．
- 血液透析治療を行うためには，透析液を作成して供給し，血液を循環させて監視する装置が必要である．

《水処理装置》
- はじめに水道水を清浄化させるための処理をする．プレフィルターで錆や塵を取り除き，逆浸透圧（RO）装置では，活性炭で塩素を取り除き，ROモジュールで微量元素や微生物，エンドトキシンなどを取り除く．

《透析液供給装置》
- 透析原液を清浄化された逆浸透（RO）水で希釈し，規定の濃度の透析液を作成する装置である．同時に多くの患者の対応をするために，まとめて大量の透析液を作成する多人数用供給装置と，個々の患者の分だけ作成する個人用がある．透析液供給装置の後には，エンドトキシン完全除去のためにエンドトキシン捕捉フィルターが設置される．

《透析用監視装置（コンソール，図2）》
- 患者のベッドサイドにある装置で，多人数用供給装置で規定の濃度に作成された透析液の供給を受けて，血液透析を安全・確実に行うために各種モニター警報装置が装備されている．

- 主なものは，血液に関する装備として，ブラッドアクセスから血液をダイアライザに送る血液ポンプ，抗凝固薬を注入するシリンジポンプ，静脈圧計，気泡検知器などがあり，透析液に関する装備として，透析液温度，透析液圧，透析流量，漏血検知器，除水制御機能などがある．

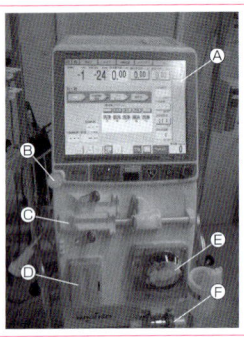

Ⓐ操作パネル
Ⓑ静脈圧ポート
Ⓒシリンジポンプ
Ⓓ気泡検知器
Ⓔ血液ポンプ
Ⓕバイパスコネクタ受け

■図2　透析用監視装置（DBB-27）の外観

《個人用透析装置》
- 透析用監視装置に透析液供給装置の機能も備えている装置である．透析液注入ラインに消毒薬液ボトルが付いている以外，外観はコンソールと同じで，内部に透析液作成監視機能が追加されている．

2.透析用監視装置の構成と警報

《血液回路系》
- **血液ポンプ**
  - ブラッドアクセスに留置した穿刺針やカテーテルから，血液をダイアライザに送る．
- **シリンジポンプ**
  - 抗凝固薬を持続的に回路内に注入する．
  - 回路やダイアライザ内で血液凝固を防止する．
- **静脈圧計**
  - 静脈ドリップチャンバーから静脈側の針先までの圧力を測定する．上下限警報の設定をして，異常な圧の上昇・下降を監視する．
- **気泡検知器**
  - 気泡の通過を検知する．
  - 体内への空気誤入を防止する．

《透析液系》
- **透析液温**
  - 透析液の温度を設定する.
  - 異常な上昇による溶血を防止する.
- **透析液流量**
  - ダイアライザへの透析液流量を表示する.
- **透析液圧**
  - 透析液ラインの圧力を測定する.
  - 上下限警報が設定され,異常な圧の上昇・下降を監視する.
- **漏血検知器**
  - ダイアライザの膜が破損し,透析液側へ漏れた血液を検知する.
- **除水制御機構**
  - 1時間あたりの除水速度を設定すると,目標除水量に達するまで除水される.
  - 透析開始から現時点における除水量の積算値として,現在除水量を表示する.
- **透析液作成,濃度監視機構**
  - 個人用透析装置に設定されている装備.

《警報と注意報知》
- 透析用監視装置や個人用透析装置には,上で示したようにさまざまな安全機構がついている.安全域から逸脱しているような場合,危険を知らせる電子音が鳴り,それに関連する動作が自動的に停止する.
- 装置から鳴る電子音には「警報」と「注意報知」がある.警報は,患者に危害が及ぶ可能性が高いため迅速な対処が必要である.注意報知は,各種スイッチの入れ忘れ,除水やシリンジなどが完了したことを伝えるものである.

付録

透析と社会保障

1. 透析と身体障害者手帳
- **目的・意義**
  - 1972年10月から身体障害者の範囲に腎不全患者も加わり,身体障害者福祉法に基づいた更生医療による医療費の軽減や社会生活上の福祉サービスの利用ができるようになり,安心して透析を受けられるようになった.
  - 身体障害者手帳取得は,あくまでも本人による申請の意思に基づくものであり,腎不全状態になったら必ず取得しなくてはならないというわけではない.しかし,身体障害者手帳を取得する目的として,透析をしながらの社会生活が健康な人に比べて,特に経済面で不利な状態に陥りやすく,それを緩和できることなどがある.
- **手続きなど**
  - 腎機能障害の程度は,障害程度等級表（**表1**）で表され,1級,3級,4級の3段階があり,数字が少ないほど重度になる.
  - 4級以上の腎不全状態であれば取得でき,病状が進行すれば等級を変更することができる.
  - 地方自治体によっては,4級から医療費の負担を軽減できる制度があるので,対象範囲になったら早めに取得することが望ましい.
  - 手続きは,住民登録のある居住地の市役所,区役所,町村役場の福祉係で行う.

2. 透析と医療費
- 医療保険の自己負担分は,高額療養費制度のうちの特定疾病療養や自立支援医療（更生医療）,障害者医療費助成制度の利用によって,軽減することができる.

《特定疾病療養受療証》
- **目的・意義**
  - 長期にわたって治療を必要とするうえ,高額な費用を要する病気（長期高額疾病とよぶ）の場合,高額療養費の窓口自己負担限度額が月額1万円か2万円に軽減される.
  - 対象者は透析患者,血漿分画製剤投与の血友病患者,抗ウイルス薬投与のHIV感染者のみである.

■表1　腎臓機能障害程度等級表

- 永続性の認定：腎臓機能障害が将来とも回復する可能性がきわめて少ないもの．
- 等級の判定時期：慢性透析療法実施前の状態で判定する．
- 程度等級の判定：①の腎機能検査結果があり，かつ，②または③の症状があること．内因性クレアチニンクリアランス値については，満12歳未満の者に適用する．

基準＼級	1級	3級	4級
①腎機能検査	内因性クレアチニンクリアランス値		
	10mL/分未満	10mL/分以上20mL/分未満	20mL/分以上30mL/分未満
	血清クレアチニン濃度		
	8.0mg/dL以上	5.0mg/dL以上8.0mg/dL未満	3.0mg/dL以上5.0mg/dL未満
②生活活動能力	自己の身辺の日常生活活動が著しく制限されるか，または血液浄化を目的とした治療を必要とするもの，もしくはきわめて近い将来に治療が必要となるもの	家庭内でのきわめて温和な日常生活活動には支障はないが，それ以上の活動は著しく制限されるか，または③のうちいずれか2つ以上の所見があるもの	家庭内での普通の日常生活活動，または社会でのきわめて温和な日常生活活動については支障がないが，それ以上の活動は著しく制限されるか，または③のうちいずれか2つ以上の所見があるもの
③その他の所見		1）腎不全に基づく末梢神経症 2）腎不全に基づく消化器症状 3）水分電解質異常 4）腎不全に基づく精神異常 5）X線上における骨異栄養症 6）腎性貧血 7）代謝性アシドージス 8）重篤な高血圧症 9）腎疾患に直接関連するその他の症状	

- 手続きなど
  - 1〜3割の自己負担が，月額1万円か2万円に軽減される．
  - 加入している医療保険者から申請用紙を取り寄せ，病院の証明を受けた後，保険者へ申請する．
  - 特定疾病療養受療証を発行してもらい，病院の窓口へ提示して，初めて1万円か2万円へ軽減ができる．

《自立支援医療（更正医療）》

- 目的・意義
  - 身体障害者が医療を受けることで，障害を軽くし，社会生活を円滑にすることを目的とした医療をいう．血液透析，腎移植，CAPDなどに利用でき，障害者自立支援法に基づく国の公費負

担制度で保険利用が優先される.
- **手続きなど**
  - 特定疾病療養受療証を得ることが前提となる.
  - １万円か２万円の自己負担を軽減しようとする場合には，自立支援医療（更生医療）の利用ができる.
  - 手続きは，住民登録のある居住地の市役所などの福祉係で行う.

《障害者医療費助成制度》
- **目的・意義**
  - 地方自治体の単独事業であり，その名称も対象範囲もそれぞれ異なる.
  - 身体障害者が病院で受診した場合，保険診療で生じる医療費の自己負担金を公費で助成する制度である.
- **手続きなど**
  - 患者が病院の窓口で自己負担分を支払い，後日，請求によって負担額が返還される場合や所得制限を設けている場合などがある.

3. 透析と介護

《介護保険》
- **目的・意義**
  - 透析患者の導入年齢が高くなり，高齢者が多くなって介護保険の制度を利用する患者も増えている．介護保険は，利用者が自分の要介護度によって，決定される支給限度額のなかで，受けるサービスを選択し，自己負担一律１割で利用する制度である.
- **手続きなど**
  - 家事や身支度など日常生活に支援が必要な状態（要支援１，２）から寝たきりや認知症があり介護の必要な状態（要介護１～５）まである.
  - 介護サービスは居宅サービス，施設サービス，福祉用具購入費，住宅改修費などがあり，介護認定の区分により支給限度額が定められているものと一定額のものがある.
  - 限度額を超えた分は利用者の自己負担になる.
  - 手続きは，居住地の市役所などで介護認定の申請をする．訪問調査と医師の意見書をもとに審査を受けて介護度を決め，介護サービスを利用するときはサービス計画をケアマネジャーが作成する.

《その他の支給》
- 透析患者のなかでも，視覚障害や歩行障害などの高齢以外の要因で日常生活が困難になり介護を必要とする場合，障害者を対象とした日常生活用具，施設入所などのサービスが利用できる．
- 障害の種類や程度により利用できるサービスに違いがあるので，ケースワーカーや市役所などの福祉係に相談する．

4. 透析と生活費

《傷病手当》
- 健康保険加入者は療養のため仕事を休み，給料が支払われない場合，療養期間中の生活費を保障するために支給される．
- 事業主の証明と医師の意見，必要事項を記入し保険者に提出する．

《障害基礎年金，障害厚生年金》
- 年金保険は老後の生活保障という考えが一般的だが，老齢年金を受ける前に一定の障害になった場合，障害基礎年金，障害厚生年金が受けられる．
- 手続きは，障害給付裁定請求書に必要書類を添えて，提出する．

《雇用保険（基本手当）》
- 労働者が何らかの理由で失業した場合の生活安定のための制度で，基本手当の請求をする手続きが必要である．
- 手続きは，住民票のある市町村を管轄する公共職業安定所（ハローワーク）に書類を提出し申請する．

《資金の貸付け（生活福祉資金）》
- 生活福祉資金は，所得の低い世帯，障害者，高齢者に対して生活に困ったとき，低利子でお金を貸し付ける制度である．
- 都道府県によって詳細が異なるため，居住地の社会福祉協議会に問い合わせる．

《生活保護》
- 病気や障害により仕事ができなくなるなど，経済的に生活が困難な場合に利用できる．しかし，社会保障として最終的に利用する制度で，一定の基準に該当することが必要である．
- 手続きは，居住地の市役所などの保護係で行う．

●付録　略語・英語一覧

<table>
<tr><th colspan="2">略語</th><th>英語など</th><th>日本語・意味</th></tr>
<tr><td rowspan="5">記号・数字など</td><td>%CGR</td><td>% creatinine generation rate</td><td>% クレアチニン産生速度</td></tr>
<tr><td>2HPT</td><td>secondary hyperparathyroidism</td><td>二次性副甲状腺機能亢進症</td></tr>
<tr><td>α_1MG</td><td>$\alpha_1$microglobulin</td><td>α_1ミクログロブリン</td></tr>
<tr><td>αGI</td><td>α-glucosidase inhibitors</td><td>αグルコシダーゼ阻害薬</td></tr>
<tr><td>β_2MG</td><td>$\beta_2$microglobulin</td><td>β_2ミクログロブリン</td></tr>
<tr><td rowspan="24">A</td><td>Ab</td><td>antibody</td><td>抗体</td></tr>
<tr><td>ABG</td><td>arterial blood gas</td><td>動脈血液ガス</td></tr>
<tr><td>ABI</td><td>ankle brachial index</td><td>足関節上腕血圧比</td></tr>
<tr><td>ACDK</td><td>acquired cystic disease of the kidney</td><td>多嚢胞化萎縮腎</td></tr>
<tr><td>ACEI</td><td>angiotensin converting enzyme inhibitors</td><td>アンジオテンシン変換酵素阻害薬</td></tr>
<tr><td>ACTH</td><td>adrenocorticotropic hormone</td><td>副腎皮質刺激ホルモン</td></tr>
<tr><td>ADL</td><td>activities of daily living</td><td>日常生活動作</td></tr>
<tr><td>Af</td><td>atrial fibrillation</td><td>心房細動</td></tr>
<tr><td>AF</td><td>atrial flutter</td><td>心房粗動</td></tr>
<tr><td>Ag</td><td>antigen</td><td>抗原</td></tr>
<tr><td>AGML</td><td>acute gastric mucosal lesion</td><td>急性胃粘膜病変</td></tr>
<tr><td>AIDS</td><td>acquired immune deficiency syndrome</td><td>後天性免疫不全症候群</td></tr>
<tr><td>Alb</td><td>Albumin</td><td>アルブミン</td></tr>
<tr><td>ALP</td><td>alkaline phosphatase</td><td>アルカリホスファターゼ</td></tr>
<tr><td>AMI</td><td>acute myocardial infarction</td><td>急性心筋梗塞</td></tr>
<tr><td>ANCA</td><td>anti-neutrophil cytoplasmic antigen</td><td>抗好中球細胞質抗体</td></tr>
<tr><td>ANP</td><td>atrial natriuretic peptide</td><td>心房性ナトリウム利尿ペプチド</td></tr>
<tr><td>AP</td><td>angina pectoris</td><td>狭心症</td></tr>
<tr><td>APD</td><td>automated peritoneal dialysis</td><td>自動腹膜透析</td></tr>
<tr><td>ARB</td><td>angiotensin receptor blocker</td><td>アンジオテンシン受容体拮抗薬</td></tr>
<tr><td>ARDS</td><td>acute respiratory distress syndrome</td><td>急性呼吸窮迫症候群</td></tr>
<tr><td>ARF</td><td>acute renal failure</td><td>急性腎不全</td></tr>
<tr><td>ASO</td><td>arterio-sclerosis obliterans</td><td>閉塞性動脈硬化症</td></tr>
</table>

略語	英語など	日本語・意味
AT Ⅲ	angiotensin Ⅲ	アンジオテンシンⅢ
AV, A-V	arteriovenous	動静脈の
AVF	arteriovenous fistula	自己血管内シャント
AVG	arteriovenous graft	人工血管内シャント
AVPU	alert, voice, pain, unresponsive	AVPU
B BAIVT	blood access intervention therapy	ブラッドアクセスインターベンション治療
BEE	basal energy expenditure	基礎エネルギー消費量
BF	blood flow	血流
BG	biguanide	ビグアナイド
BGA	blood gas analysis	血液ガス分析
BMI	body mass index	体格指数，肥満（度）指数
BMR	basal metabolic rate	基礎代謝率
BNP	brain natriuretic peptide	脳性ナトリウム利尿ペプチド
BP	blood pressure	血圧
BPH	benign prostatic hypertrophy	前立腺肥大症
BS	blood sugar	血糖
BT	body temperature	体温
BUN	blood urea nitrogen	血液尿素窒素
BV	blood volume	循環血液量
BW	body weight	体重
C C3		補体（の成分のひとつ）
CABG	coronary artery bypass graft	冠動脈バイパス移植術
CAG	cardioarteriography	心臓血管造影法
CAL	calorie	カロリー
CAPD	continuous ambulatory peritoneal dialysis	持続式携行型腹膜透析法
CAVH	continuous arteriovenous hemofiltration	連続的動静脈間血液濾過
Ccr	creatinine clearance	クレアチニンクリアランス
CDA	cellulose deacetate	セルロースジアセテート
CDC	Centers for Disease Control and Prevention	米国疾病予防管理センター
CERA	continuous erythropoietin receptor activator	持続的エリスロポエチン受容体活性化剤
CF	colon fiber	大腸ファイバー検査

略語	英語など	日本語・意味
CKD	chronic kidney disease	慢性腎臓病
CKD-MBD	CKD-mineral and bone disorder	慢性腎臓病に伴う骨ミネラル代謝異常
CP	critical path	クリティカルパス
C-P angle	costophrenic angle	肋骨横隔膜角
CPR	cardio-pulmonary resuscitation	心肺蘇生法
Cr	creatinine	クレアチニン
CR	cuprammonium rayon	キュプラアンモニウムレーヨン
CRF	chronic renal failure	慢性腎不全
CRP	C-reactive protein	C反応性蛋白
CT	computed tomography	コンピュータ断層撮影
CTA	cellulose triacetate	セルローストリアセテート
CTR	cardiothoracic ratio	心胸(郭)比
CTS	carpal tunnel syndrome	手根管症候群
CV	central vein	中心静脈
CVD	cardiovascular disease	心血管病
CVP	central venous pressure	中心静脈圧
CVVH	continuous veno-venous hemofiltration	持続的血液濾過
D DC	declotting	ディクロッティング
DC	direct current shock	除細動
DCM	dilated cardiomyopathy	拡張型心筋症
DIC	disseminated intravascular coagulation	播種性血管内凝固症候群
DIP	drip infusion pyelography	点滴静注腎盂造影法
DM	diabetes mellitus	糖尿病
DML	distal motor latency	正中神経運動潜時
DSA	destructive spondyloarthropathy	破壊性脊椎関節症
DU	duodenal ulcer	十二指腸潰瘍
DW	dry weight	基礎体重
E ECG, EKG	electrocardiogram	心電図
ECUM	extra corporeal ultrafiltration method	体外超濾過法(水引き)
EF	ejection fraction	左室駆出率
eGFR	estimated glomerular filtration rate	推定糸球体濾過値
EPO	erythropoietin	エリスロポエチン
EPS	encapsulating peritoneal sclerosis	被嚢性腹膜硬化症
ePTFE	expanded polytetrafluoroethylene	延伸ポリテトラフルオロエチレン

略語	英語など	日本語・意味
ESA	erythropoiesis stimulating agent	赤血球造血刺激因子製剤
ESR	erythrocyte sedimentation rate	赤血球沈降速度
EVAL		エバール®（エチレンビニルアルコール共重合体）
F FBS	fasting blood sugar	空腹時血糖
FGS	focal glomerulosclerosis	巣状糸球体硬化症
FMD	flow mediated dilatation	血管内皮機能検査法
G GB	gall blader	胆嚢
GCS	Glasgow coma scale	グラスゴーコーマスケール
GFR	glomerular filtration rate	糸球体濾過値
GTT	glucose tolerance test	ブドウ糖負荷試験
GU	gastric ulcer	胃潰瘍
H hANP	human atrial natriuretic peptide	ヒト心房性ナトリウム利尿ペプチド
Hb	hemoglobin	ヘモグロビン
HbA1c	hemoglobin A1c	ヘモグロビン A1c
HBV	hepatitis B virus	B型肝炎ウイルス
HCV	hepatitis C virus	C型肝炎ウイルス
HD	hemodialysis	血液透析
HDF	hemodiafiltration	血液透析濾過法
HDL	high density lipoprotein	高密度リポタンパク質
HF	hemofiltration	血液濾過法
Hg	hemoglobin	ヘモグロビン
HHD	home hemodialysis	在宅血液透析
HIT	heparin-induced thrombocytopenia	ヘパリン起因性血小板減少症
HIV	human immunodeficiency virus	ヒト免疫不全ウイルス
HLA	human leukocyte antigen	ヒト白血球抗原
HPF	high power field	強拡大（400倍）
HR	heart rate	心拍数
Ht	hematocrit	ヘマトクリット
HT	hypertension	高血圧
I IC	informed consent	説明と同意
ICU	intensive care unit	集中治療室
IgA	immunoglobulin A	免疫グロブリンA
IP	inorganic phosphorus	無機リン
IQ	intelligence quotient	知能指数

略語	英語など	日本語・意味
IVC	inferior vena cava	下大静脈
IVH	intravenous hyperalimentation	静脈内高カロリー輸液
IVP	intravenous pyelography	静脈性腎盂造影
IVR	interventional radiology	血管造影
IVS	interventricular septum	心室中隔厚
J JCS	Japan coma scale	ジャパンコーマスケール
K K/DOQI	kidney disease outcomes quality initiative	腎臓病予後改善イニシアチブ
KUB	kidney, ureter and bladder	腎・尿管膀胱単純撮影法
L LAD	left atrial dimension	左房径
LC	liver cirrhosis	肝硬変
LVDd	left ventricular diameter at end diastole	左室拡張末期径
LVDs	left ventricular diameter at end systole	左室収縮末期径
LVH	left ventricular hypertrophy	左室肥大
M MDRP	multiple-drug-resistant *Pseudomonas aeruginosa*	多剤耐性緑膿菌
MF-BIA	multiple-frequency bioelectrical impedance analysis	多周波数インピーダンス
MRA	magnetic resonance angiography	MR血管撮影
MRI	magnetic resonance imaging	核磁気共鳴画像法
MRSA	methicillin resistant *Staphylococcus aureus*	メチシリン耐性黄色ブドウ球菌
MSW, SW	medical social casework	医療社会事業
N NAG	N-acetyl-β-D-glucosaminidase	Nアセチル-β-Nグルコサミニダーゼ
NNRTI	nonnucleoside reverse transcriptase inhibitor	非ヌクレオシド系逆転写酵素阻害薬
nPCR	normalized protein catabolic rate	蛋白異化率
NRTI	nucleoside reverse transcriptase inhibitor	ヌクレオシド系逆転写酵素阻害薬
NSAID	non-steroidal anti-inflammatory drugs	非ステロイド系抗炎症薬
NSF	nephrogenic systemic fibrosis	腎性全身線維症
NST	nutrition support team	栄養サポートチーム
O OMI	old myocardial infarction	陳旧性心筋梗塞
OP	operation	手術
P P	pulse	脈拍

略語	英語など	日本語・意味
PA	polyamide	ポリアミド
Paf	paroxysmal atrial fibrillation	発作性心房細動
PAN	polyacrylonitrile	ポリアクリロニトリル
PAS	periodic acid-Schiff	過ヨウ素酸シッフ
PAT	paroxysmal atrial tachycardia	発作性心房頻拍
PCR	protein catabolic rate	蛋白異化率
PD	peritoneal dialysis	腹膜透析（灌流）
PEEP	positive end expiratory pressure	呼気終末陽圧呼吸
PEG	polyethylene glycol	ポリエチレングリコール
PEIT	percutaneous ethnol injection therapy	経皮的エタノール注入療法
PEPA	polyethersulfon polymer alloy	ポリエステル系ポリマーアロイ
PES	poly ethersulfone	ポリエーテルスルホン
PET	peritoneal equilibration test	腹膜平衡試験
PET	positron emission tomography	ポジトロン断層法
PI	protease inhibitor	プロテアーゼ阻害薬
PMMA	polymethyl methacrylate	ポリメチルメタクリレート
PPI	proton pump inhibitor	プロトンポンプ阻害薬
PS	polysulfone	ポリスルホン
PSP	phenolsulfonphthalein	フェノールスルフォンフタレイン
PTA	percutaneous transluminal angioplasty	経皮経管血管形成術
PTH	parathyroid hormone	副甲状腺ホルモン
PTx	parathyroidectomy	副甲状腺摘出術
PW	posterior wall thickness	心室後壁厚

	略語	英語など	日本語・意味
Q	QFT	QuantiFERON® TB-2G	クォンティフェロン® TB-2G
	QOL	quality of life	生活の質
R	RAA	renin-angiotensin-aldosterone	レニン・アンジオテンシン・アルドステロン
	RBC	red blood cell	赤血球
	rHuEPO	recombinant human erythropoietin	遺伝子組み換えヒトEPO
	RLS	restless legs syndrome	レストレスレッグス症候群
	RO	reverse osmosis	逆浸透圧

略語	英語など	日本語・意味
RR	respiratory rate	呼吸数
S SaO$_2$	arterial oxygen saturation	動脈血酸素飽和度
SB tube	Sengstaken-Blakemore tube	ＳＢチューブ
SCA	saponified cellulose	鹸化セルロース
SMAP	stepwise initiation of peritoneal dialysis using Moncrief and Popvich technique	段階的腹膜透析導入法
SPECT	single photon emission computed tomography	単一光子放射断層撮影
SpO$_2$	pulse oximetry=arterial oxygen saturation	経皮的酸素飽和度
SSS	sick sinus syndrome	洞機能不全症候群
SU	sulfonylurea	スルフォニル尿素
T T	temperature	体温
TBI	toe brachial index	足趾上腕血圧比
TEE	total energy expenditure	必要エネルギー量
TIA	transient ischemic attacks	一過性脳虚血性発作
TIBC	total iron binding capacity	総鉄結合能
TP	total protein	総蛋白
TPN	total parenteral nutrition	中心静脈栄養法
TSAT	transferrin saturation	トランスフェリン飽和度
U UA	uric acid	尿酸
UCG	ultrasound cardiography	超音波心エコー法
UIBC	unsaturated iron-binding	不飽和鉄結合
UP	urinal protein	尿蛋白
Uro	urology	泌尿器科
US	urinal sugar	尿糖
UV	urine volume	尿量
V VO$_2$ max		最大酸素摂取量
VRE	vancomycin-resistant *Enterococcus*	バンコマイシン耐性腸球菌
VS	vital sign	バイタルサイン
W WNL	within normal limits	正常範囲
Wt	weight	体重
X X-P	x-ray photograph	Ｘ線写真

索 引

■あ

- 悪性腎硬化症………………… 23
- アテローム性動脈硬化…… 133
- アミロイド骨関節症………… 98
- アルガトロバン……………… 30
- アルカリ化薬………………… 45
- アルカリフォスファターゼ
  ……………………………… 143
- アレルギー反応……………… 69
- 意識障害……………………… 60
- 異所性石灰化…………… 98,148
- 痛み…………………………… 72
- イレウス…………………… 166
- 飲水量……………………… 205
- 運動療法………………… 54,209
- エコー検査………………… 101
- エリスロポエチン…………… 4
- 塩酸シナカルセト………… 149
- 塩分………………………… 205
- オキサロール®注 …………… 46
- 悪心・嘔吐…………………… 67

■か

- 開眼片足立ち………………… 58
- 介護保険…………………… 224
- 核磁気共鳴画像法………… 107
- 火災………………………… 193
- 下肢挙上ストレステスト… 135
- 下肢静止不能症候群……… 176
- 下大動脈径………………… 104
- 活性型ビタミンD_3製剤 …… 46
- カテーテルアブレーション
  ……………………………… 123
- かゆみ………………………… 78
- かゆみ止めの薬剤…………… 81
- カリウム………………… 93,206
- カルシウム……………… 94,143
- カルシウム拮抗薬………… 136
- カルシウム受容体作動薬
  ……………………………… 46,145
- カルシフィラキシス……… 145
- 完全房室ブロック………… 127
- 眼底検査…………………… 132
- 急性腎不全…………………… 6
- 凝血………………………… 191
- 虚血性心疾患……………… 202
- 虚血性腎症………………… 23
- 筋痙攣……………………… 64
- 空気混入…………………… 189
- クリティカルパス………… 204
- クレアチニン……………… 8,92
- クレアチニンクリアランス
  ……………………………… 8,91
- クレアチンフォスフォキナーゼ
  ……………………………… 172
- 経口活性炭吸着薬…………… 45
- 経皮的エタノール注入療法
  ……………………………… 103
- 血圧下降（低下）……… 68,82
- 血圧管理……… 14,207,208,212
- 血圧上昇……………………… 82
- 血液検査…………………… 92,172
  - ――の正常値……………… 96
- 血液透析…………………… 28
- 血管造影CT複合装置 …… 106
- 血管内皮機能検査法……… 132

血管内留置カテーテル	112	湿性生体物質	184
血清腫	114	社会保障	222
血糖管理	14,211	ジャパンコーマスケール	62
血尿	89	シャント	112,203
献腎移植登録システム	44	シャント造影検査	118
高カリウム血症	93,171	手根管症候群	154
交感神経抑制薬	136	昇圧薬	136,138
抗凝固薬	29,139	障害基礎年金	225
高血圧	136	障害厚生年金	225
更生医療	223	障害者医療費助成制度	224
高リン血症	152	消化管出血	139
――治療薬	46	上室性期外収縮	122
高齢透析患者	208	傷病手当	225
呼吸困難	70	静脈高血圧症	113
骨嚢胞	162	ショートラン	125
こむら返り	65	食事療法	14,18,50,152,203,205,208
雇用保険	225	除水量	170
コレステロール塞栓症	23	自立支援医療	223
コンソール	219	腎移植	43
コンピュータ断層撮影	105	心拡大	103

■さ

		腎癌	142
災害対策	193	心胸郭比	97
細小血管障害	15	腎血管性高血圧症	23
在宅血液透析	35,215	腎硬化症	22
在宅透析	214	人工血管内シャント	112
細胞診	91	心室細動	122,127
左室駆出率	103	心室性期外収縮	122,125
左房	103	心室頻拍	122,125
支援透析	195	腎性全身線維症	109
視覚障害	213	腎性貧血	178
糸球体	2	腎臓	2
糸球体疾患の分類	10	腎臓機能障害程度等級表	223
糸球体濾過量	15	腎臓の働き	3
自己血管内シャント	112	身体障害者手帳	222
地震	194	身体障害者福祉法	222

心電図	172	鉄	178
心嚢水	103	鉄欠乏性貧血	178
心不全	128,202	鉄補充療法	178
腎不全	6	透析維持期	205
腎不全保存期	45,50,200	透析液	31
心房細動	122,125	透析液供給装置	219
心房粗動	122,125	透析患者の心理	216
水分	205	透析患者の心理的プロセス	217
スクワット	58	透析期	45,50
スタンダードプリコーション	184	透析機器	219
スチィール症候群	113	透析心	129
ステロイド	139,167	透析導入期	202
生化学検査の正常値	96	透析導入基準	28
生活福祉資金	225	透析用監視装置	219
生活保護	225	糖尿病性腎症	12,211
正中神経運動潜時	154	洞不全症候群	122
赤血球造血刺激因子製剤	178	動脈硬化症	132
先鋭T波	127	動脈の表在化	112
全身性筋痙攣	65	ドーパミン	176
ソア・サム症候群	113	ドーパミン作動薬	177
		特定疾病療養受療証	222
		トランスフェリン飽和度	178

■た

ダイアライザ	30		
体外限外濾過法	29		
大血管障害	15		
体重管理	208		
ダイナミック造影CT	106		
多源性	125		
多嚢胞化萎縮腎	142		
チネル徴候	154		
超音波検査	101		
手洗い	184		
低カリウム血症	93,171		
低血圧	137		
出口部感染	165		

■な

二次性副甲状腺機能亢進症	143
尿簡易検査	90
尿検査	88
尿細管	3
尿浸透圧	88
尿素窒素	92
尿蛋白	88
尿沈渣	89,91
尿毒症	28
尿比重	88

尿量	88
認知症	210
ネクサバール®	142
ネフロン	2

■は

破壊性脊椎関節症	158
白血球数	163
抜針事故	188
非ステロイド性抗炎症薬	139
ビスフォスフォネート	149
微生物検査	91
ビタミンD	4,143
ヒト免疫不全ウイルス	187
被嚢性腹膜硬化症	166
病原体の感染経路	184
標準予防策	184
微量アルブミン尿	15
貧血	178
ファレンテスト	154
フィシュバーグ濃縮試験	91
フォンテイン分類	132
不均衡症候群	65,69,202
副甲状腺摘出術	102
副甲状腺ホルモン	94,143
腹膜炎	163
腹膜機能低下	170
腹膜透析	39
腹膜平衡試験	167,170
浮腫	76
不整脈	122
部分的筋痙攣	65
ブラッドアクセス	31,112,208,212
閉塞性動脈硬化症	132
ヘパリン	29,30
ヘマトクリット	95
ヘモグロビン	95
弁	103
防災訓練	197
房室ブロック	123
ボウマン嚢	2
発作性上室性頻拍	122
発作性上室性頻脈	123

■ま

マクロアンギオパチー	15
慢性糸球体腎炎	18
慢性腎臓病	6
慢性腎不全	6
ミクロアンギオパチー	15
水処理装置	219
むずむず脚症候群	176
メシル酸ナファモスタット	29,30
メチシリン耐性黄色ブドウ球菌	187
メッツ	55

■や・ら

薬物療法	45,203
リン	93,143,207
リン吸着薬	149,152
レストレスレッグス症候群	176
肋骨横隔膜角	97

■数字・欧文

1日の必要エネルギー量	51
ABI	132
ACDK	142
ACE阻害薬	129,136

APD	40	Ht	95
ARB	129, 136	IgA腎症	19
ASO	132	IVC	104
AVF	112	IVR-CT	106
AVG	112	JCS	62
AVPU	62	L-ドーパ	177
BUN	92	MRI	107
B型肝炎	184	MRSA	187
CAPD	39, 214	NAG	89
——中止基準	41	NSAID	139
Ccr	8, 91	NSF	109
CKD	6	PEIT	103
CKD-MBD	98	PET	105, 167, 170
C-P angle	97	PSP試験	90
CPR	63	PTH	94, 143
Cr	8, 92	PTx	102
CT	105	RLS	176
CTR	97	RonT	125
CTS	154	SMAP法	39
CTアンギオ	106	SPECT	105
C型肝炎	187	T1強調画像	107
DSA	158	T2強調画像	107
ECUM	29	TBI	135
EF	103	TSAT	178
eGFR	15	X線検査	97
EPO	178	α_1MG	89
EPS	166	α遮断薬	136
ESA	178, 179	$\alpha\beta$遮断薬	136
ESA製剤	45	β_2MG	89, 154, 159, 162
FMD	132	β遮断薬	129, 136
GCS	62		
GFR	15		
HD	28		
Hg	95		
HHD	35, 215		
HIV	187		

中山書店の出版物に関する情報は，小社サポートページを御覧ください．
https://www.nakayamashoten.jp/support.html

透析看護ポケットナビ

2009年11月24日	初版第1刷発行©
2009年12月24日	第2刷発行
2012年3月1日	第3刷発行
2016年8月31日	第4刷発行

監 修	岡山ミサ子　太田圭洋
発行者	平田　直
発行所	株式会社 中山書店
	〒112-0006　東京都文京区小日向4-2-6
	電話　03-3813-1100（代表）
	振替　00130-5-196565
	http://www.nakayamashoten.co.jp/

DTP・印刷・製本　株式会社　公栄社

Published by Nakayama Shoten Co., Ltd. Printed in Japan
ISBN 978-4-521-73193-3

・本書の複製権・上映権・譲渡権・公衆送信権（送信可能化権を含む）は株式会社中山書店が保有します．

JCOPY 〈（社）出版者著作権管理機構委託出版物〉
本書の無断複写は著作権法上での例外を除き禁じられています．複写される場合は，そのつど事前に，（社）出版者著作権管理機構（電話 03-3513-6969，FAX3513-6979，e-mail:info@jcopy.or.jp）の許諾を得てください．

本書をスキャン・デジタルデータ化するなどの複製を無許諾で行う行為は，著作権法上での限られた例外（「私的使用のための複製」など）を除き著作権法違反となります．なお，大学・病院・企業などにおいて，内部的に業務上使用する目的で上記の行為を行うことは，私的使用には該当せず違法です．また私的使用のためであっても，代行業者等の第三者に依頼して使用する本人以外の者が上記の行為を行うことは違法です．

中山書店の好評看護シリーズ

ポケットナビ

各科病棟で遭遇する代表的な疾患について，病態や治療法，看護師のかかわり方などがコンパクトにわかりやすく解説されています．特によく遭遇する症状や急変への看護の流れがアルゴリズムで示されており，確認したいときにポケットから取り出して読める心強い1冊です．

脳卒中看護ポケットナビ

編集●**森田明夫**（NTT東日本関東病院脳神経外科部長，同脳卒中センター長）
　　　磯田礼子（NTT東日本関東病院看護部看護長）
　　　市川靖充（NTT東日本関東病院脳卒中センター副センター長・医長）
　　　稲川利光（NTT東日本関東病院リハビリテーション科部長，同脳卒中センター）

新書判／248頁／定価（本体1,900円＋税）

腎・泌尿器看護ポケットナビ（改訂第2版）

編集●**磯﨑泰介**（聖隷浜松病院腎センター長・腎臓内科部長）
　　　工藤真哉（そらまめ腎・泌尿器科クリニック院長）

新書判／320頁／定価（本体2,300円＋税）

小児看護ポケットナビ

編集●**斉藤理恵子**（国立成育医療センター看護部長）
　　　早坂素子（国立成育医療センター看護師長）
　　　西海真理（国立成育医療センター小児看護専門看護師）

新書判／264頁／定価（本体1,800円＋税）

中山書店の好評看護シリーズ

消化器看護ポケットナビ

編集●渡邊五朗（虎の門病院消化器外科部長・外科系総代）
　　　宗村美江子（虎の門病院副院長・看護部長）

新書判／224頁／定価（本体1,600円＋税）

呼吸器看護ポケットナビ

監修●近藤達也（国立国際医療センター戸山病院名誉院長）
　　　森山節子（国立国際医療センター戸山病院前看護部長）
編集●吉澤篤人（国立国際医療センター国府台病院呼吸器内科医長,
　　　　　　　同センター戸山病院元病棟医長）
　　　穴沢小百合（国立国際医療センター戸山病院副看護部長）

新書判／232頁／定価（本体1,600円＋税）
〈酸素吸入方法と吸入酸素濃度〉＆〈血液ガス分析の基準値〉カード付

循環器看護ポケットナビ

監修●住吉徹哉（榊原記念病院副院長, 榊原記念クリニック院長）
編集●井口信雄（榊原記念病院循環器内科副部長）
　　　三浦稚郁子（榊原記念病院看護部長）

新書判／224頁／定価（本体1,500円＋税）

脳神経看護ポケットナビ

監修●落合慈之（NTT東日本関東病院院長）
　　　坂本すが（NTT東日本関東病院シニアアドバイザー,
　　　　　　　東京医療保健大学医療保健学部看護学科長）
編集●森田明夫（NTT東日本関東病院脳神経外科部長, 同脳卒中センター長）
　　　磯田礼子（NTT東日本関東病院看護部看護長）

新書判／216頁／定価（本体1,500円＋税）